レジデントノート増刊
Vol.26-No.17

救急・ICU頻用薬
いつ、何を、どう使う?

診療の流れに沿って身につける、的確な薬剤選択・調整・投与方法

編　志馬伸朗, 石井潤貴, 松本丈雄

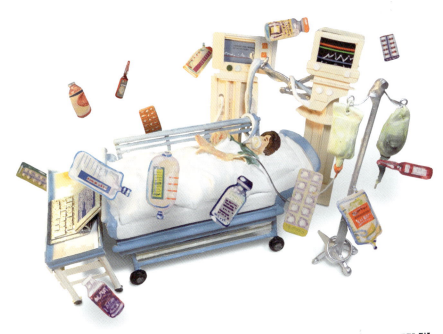

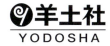

謹告 ―――――――――――――――――――――――――――――――
　本書に記載されている診断法・治療法に関しては，発行時点における最新の情報に基づき，正確を期すよう，著者ならびに出版社はそれぞれ最善の努力を払っております．しかし，医学，医療の進歩により，記載された内容が正確かつ完全ではなくなる場合もございます．

　したがって，実際の診断法・治療法で，熟知していない，あるいは汎用されていない新薬をはじめとする医薬品の使用，検査の実施および判読にあたっては，まず医薬品添付文書や機器および試薬の説明書で確認され，また診療技術に関しては十分考慮されたうえで，常に細心の注意を払われるようお願いいたします．

　本書記載の診断法・治療法・医薬品・検査法・疾患への適応などが，その後の医学研究ならびに医療の進歩により本書発行後に変更された場合，その診断法・治療法・医薬品・検査法・疾患への適応などによる不測の事故に対して，著者ならびに出版社はその責を負いかねますのでご了承ください．

❖ **本書関連情報のメール通知サービスをご利用ください**

メール通知サービスにご登録いただいた方には，本書に関する下記情報をメールにてお知らせいたしますので，ご登録ください．

・本書発行後の更新情報や修正情報（正誤表情報）
・本書の改訂情報
・本書に関連した書籍やコンテンツ，セミナーなどに関する情報

※ご登録の際は，羊土社会員のログイン/新規登録が必要です

ご登録はこちらから

序
まずは吉田山に登る

このたび，レジデントノート増刊「救急・ICU頻用薬　いつ，何を，どう使う？」が刊行された．個人的な話で恐縮だが，この雑誌に同系統（ER・ICUでのクスリ関連）の話題で編集・執筆に携わるのはこれが3回目である．初回は2017年だったから，もう7年前のことになる．形を変えながらではあるが，これほど長きにわたりこのテーマでの特集が組まれ続けるのは，それなりに重要な話題ということなのだろう．研修医の皆さんにとって薬剤処方は，必要不可欠な診療行為であるにもかかわらず，なかなか系統的に勉強しない（できない）領域ではないか．ともすれば，先輩の処方の模倣や，施設におけるルーチンの適応によりすまされてしまう（すんでしまう）ことも多い．しかし，若いうちにあまり適切でない"刷り込み"が入ると，年をとったり，ほかの施設に異動したり，後輩ができて指導側に立ったときに，困る．そうならないためには，初学者のうちから，単なる見聞きだけではなく，自らが適切な書籍を参照し，よく考える必要がある．

とはいえ分厚い成書や，数多くのガイドラインをいきなり参照するのはいささかハードルが高い．初学者にとってはいきなり富士山はおろか，愛宕山や大文字山にさえ登ることは容易でない．

レジデントノートは，研修医が医療という高い登山の第一歩をしっかりと踏み出すための手がかりとなる，医療界の吉田山である．この増刊号も，その観点から企画編集された．まずは敗血症と心原性心肺停止という，ER・ICUで頻繁に遭遇する重症病態を例示的にとりあげ，日常臨床の流れに沿う形で使用する薬剤に主眼を置いて提示と解説がなされている．

この増刊の企画と執筆をしてくれたのは，今まさに現場でこれら重症病態と日々対峙している，広島大学救急集中治療医学の若手コアメンバーだ．彼らは，"広大救急レジセミ"と銘打ったウェブベースの勉強会を，3年前から続けている．そのなかで得られたノウハウや疑問，課題などから，研修医が知っておくべきコアの情報を，今回ここにすっきりとまとめてくれた．

誌面には限りがあるし，内容にも不足があるかもしれない．しかし，まずはここからはじめるとよい．コナラの枯れ葉舞うよく整備されたトレイルを，「希望の轍」を口ずさみながら登るのだ．そして，正しく登れば疲労感とともにちゃんと頂に着くことを知る．それが大事なのだ．次の山は…各人が考えたらよい．

2024年12月
紅葉インバウンドの溢れる新幹線ホームにて

広島大学大学院 医系科学研究科 救急集中治療医学
志馬伸朗

レジデントノート増刊
Resident Note Extra Number
Vol.26-No.17
contents

救急・ICU頻用薬
いつ、何を、どう使う？

診療の流れに沿って身につける、
的確な薬剤選択・調整・投与方法

序 ……………………………………………………………… 志馬伸朗　3（2977）

執筆者一覧 ……………………………………………………… 8（2982）

第1章　敗血症性ショック

【場面1：初期蘇生】

1. 輸液製剤 ……………………………………………………… 松本丈雄　10（2984）
　　1. 体内の水の分布と輸液製剤ごとの違い　2. なぜショックのときに輸液を行うのか？

2. 昇圧薬 ……………………………………………………… 石井潤貴　17（2991）
　　1. 用語の整理：敗血症にかかわる定義　2. なぜ敗血症診療で血管収縮薬が必要なのか
　　3. 敗血症で用いる血管収縮薬　4. 血管収縮薬を開始するタイミング

【場面2：ICU入室】

3. ノルアドレナリンの次の昇圧薬 ……………………………… 島谷竜俊　24（2998）
　　1. バソプレシン　2. アドレナリン　3. ヒドロコルチゾン

4. 強心薬 ･･島谷竜俊　29　（3003）
　　1. ドブタミン　2. ミルリノン

【場面3：抗菌薬の選択】
5. 経験的治療 ･･･石井潤貴　33　（3007）
　　1. 経験的治療とは　2. 場面別の経験的治療

6. 標的治療 ･･･北川浩樹　43　（3017）
　　1. 標的治療の考え方　2. 感染巣のコントロール　3. 治療期間の設定

【場面4：気管挿管】
7. 鎮痛薬 ･･岡﨑裕介　48　（3022）
　　1. 気管挿管の選択肢　2. 挿管時に使う鎮痛薬　3. 主な薬剤
　　● Advanced Lecture：レミフェンタニル

8. 鎮静薬 ･･難波剛史　54　（3028）
　　1. ER/ICUで気管挿管ってどうするの？　2. RSI/DSI時に使用する鎮静薬

9. 筋弛緩薬 ･･･田邉優子　62　（3036）
　　1. 筋弛緩薬　2. 筋弛緩薬投与前の準備：気道評価に注目して
　　3. 非脱分極性筋弛緩拮抗薬（代表：スガマデクス）　● Advanced Lecture：PhaseⅡブロック

【場面5：抜管後，せん妄に】
10. 抗精神病薬 ･･････････････････････････････････････太田浩平　70　（3044）
　　1. せん妄とは　2. ICUでせん妄を診断するための評価ツール　3. せん妄に対する抗精神病薬
　　● Advanced Lecture：デクスメデトミジン　4. 非薬物的治療

第2章　難治性心室細動

【場面1：ACLS】
1. ACLSに必要な薬剤 ････････････････････････････････錦見満暁　77　（3051）
　　1. CPR中のアドレナリン投与の優先順位　2. アドレナリン早期投与の有効性
　　3. 抗不整脈薬投与のタイミング　4. その他の薬剤投与

【場面2：ECPR〜補助循環装置を用いた集中治療管理】

2. VA-ECMOやImpella® 管理に必要な薬剤 ……………………内海　秀　82（3056）
1. 抗凝固療法とは　2. VA-ECMO中に抗凝固療法を行う理由は？
3. 抗凝固療法のモニタリングの手法　4. ヘパリンの拮抗薬：プロタミン
5. HITの評価・診断・対応

3. 輸血製剤 …………………………………………………………菊谷知也　88（3062）
1. 輸血製剤の種類，目的，適応　2. 大量輸血プロトコル（MTP）
3. 大量輸血の副作用や注意点
● Advanced Lecture：1. クリオプレシピテート　2. フィブリノゲン濃縮製剤

【場面3：挿管中の管理】

4. 持続鎮痛薬 …………………………………………………………細川康二　95（3069）
1. 投与の開始と投与量の調整　2. オピオイド鎮痛薬の副作用

5. 持続鎮静薬 …………………………………………………………細川康二　101（3075）
1. 鎮静の評価と目標鎮静度　2. 鎮静の軽減とせん妄対策

6. 解熱鎮痛薬 ……………………………………………升賀由規，松本丈雄　108（3082）
1. 体温調節機構　2. 発熱と高体温　3. ICUでの発熱　4. 解熱鎮痛薬各論

【場面4：栄養管理】

7. 経腸栄養 ………………………………………………波多間浩輔，松本丈雄　116（3090）
0. 経腸栄養のプランを考えよう
1. 経腸栄養の適応・禁忌を確認する　「どんな患者に経腸栄養を投与する？」
2. 経腸栄養の開始タイミングを考える　「経腸栄養，いつはじめるの？」
3. 栄養剤の種類を選ぶ　「目の前の患者さんには，どの栄養剤を選ぶべき？」
4. 初期投与量を考える　「はじめから，お腹いっぱいにしてよい？」
5. 経腸栄養の投与方法　「どうやって投与する？」

8. 排便管理 …………………………………………………………芳野由弥　125（3099）
1. 便秘とは？　2. 便秘薬の選択　3. 下痢

9. インスリン製剤 ………………………………………………服部　幸，松本丈雄　135（3109）
1. 忘れてはいけない，ICUでの血糖管理　2. 血糖管理は目標設定が大事！
3. ICUの血糖管理の実際　〜第一選択はインスリン〜
4. 切っても切り離せない，血糖管理と栄養との関係

【場面5：予防に関わる薬】

10. 潰瘍予防 ·· 上原祐衣，松本丈雄　141 （3115）
　　　1. ストレス潰瘍とは　2. 抗潰瘍薬の開始基準，薬剤の選択
　　　● Advanced Lecture：抗潰瘍薬のエビデンス　3. 抗潰瘍薬の種類を知ろう！

11. VTE予防 ·· 倉田菜央，石井潤貴　149 （3123）
　　　1. VTEとは　2. 血栓予防の適応　3. 機械的血栓予防　4. 薬理学的血栓予防

【場面6：抜管へ】

12. 利尿薬 ·· 大木伸吾　159 （3133）
　　　1. 重症病態における体液過剰とその弊害　2. フロセミド　3. トルバプタン

13. 利尿のためのアルブミン製剤 ·· 京　道人　165 （3139）
　　　1. 利尿におけるアルブミン製剤の効果とエビデンス
　　　2. 利尿におけるアルブミン製剤の適応と投与方法　3. 副作用，投与の際の注意点
　　　4. 類似治療と使い分け

14. 電解質補正 ·· 三谷雄己　170 （3144）
　　　1. ICUで出合う電解質異常　2. ナトリウム（Na）の異常　3. カリウム（K）の異常
　　　4. 低マグネシウム（Mg）血症　5. 低リン（P）血症

【場面7：ICU退室へ】

15. ICU後ケア移行を見据えた薬剤管理 ······················ 檜山洋子　180 （3154）
　　　1. ICUで開始された薬剤の再評価　2. もともとの内服薬の再開タイミング
　　　3. ICU退室後のフォローアップと継続管理

● **索引** ·· 187 （3161）

■執筆者一覧

■編 集

志馬伸朗	広島大学大学院 医系科学研究科 救急集中治療医学
石井潤貴	広島大学大学院 医系科学研究科 救急集中治療医学
松本丈雄	安芸太田病院 救急部

■執筆（掲載順）

松本丈雄	安芸太田病院 救急部
石井潤貴	広島大学大学院 医系科学研究科 救急集中治療医学
島谷竜俊	国立循環器病研究センター 集中治療科
北川浩樹	広島大学病院 感染症科
岡﨑裕介	広島大学 放射線災害医療総合支援センター
難波剛史	広島大学大学院 医系科学研究科 救急集中治療医学
田邉優子	広島大学大学院 医系科学研究科 救急集中治療医学
太田浩平	広島大学大学院 医系科学研究科 救急集中治療医学
錦見満暁	広島大学大学院 医系科学研究科 救急集中治療医学
内海 秀	広島大学大学院 医系科学研究科 救急集中治療医学
菊谷知也	広島大学大学院 医系科学研究科 救急集中治療医学
細川康二	福井大学医学部附属病院 集中治療部
升賀由規	広島大学大学院 医系科学研究科 救急集中治療医学
波多間浩輔	広島市立北部医療センター安佐市民病院 救急科
芳野由弥	市立三次中央病院 救急科
服部 幸	広島大学大学院 医系科学研究科 救急集中治療医学
上原祐衣	広島大学大学院 医系科学研究科 救急集中治療医学
倉田菜央	京都第二赤十字病院 救急科
大木伸吾	湘南鎌倉総合病院 集中治療科
京 道人	広島大学原爆放射線医科学研究所 放射線災害医療開発研究分野
三谷雄己	広島大学救急集中治療医学所属 県立広島病院 整形外科
檜山洋子	広島大学病院 薬剤部

レジデントノート増刊

救急・ICU頻用薬
いつ、何を、どう使う？

診療の流れに沿って身につける、
的確な薬剤選択・調整・投与方法

志馬伸朗, 石井潤貴, 松本丈雄／編

| 第1章 | 敗血症性ショック |

場面1：初期蘇生
1. 輸液製剤

松本丈雄

● Point ●

・輸液製剤の選択はどのコンパートメントを補いたいか？ を考える

・初期の輸液は等張晶質液が第一選択

症例

　初期研修医1年目と上級医で当直中．80歳女性が前日からの悪寒，戦慄を伴う発熱で救急搬送された．

　来院時のバイタルサイン，身体所見：GCS E3V3M6，心拍数120回/分，血圧60/38 mmHg（平均血圧45 mmHg），呼吸数24回/分，SpO2 94％（室内気），体温38℃，四肢に網状皮斑がみられる．

研修医：シバリングと発熱があって，循環も悪そうです．まず考えるのは敗血症ですね．
　　　　血液培養と一緒にルート確保もします．ルートは…とりあえずソルアセト®Fで！
上級医：どうしてソルアセト®Fにしようと思ったんだい？
研修医：反射的につい….
上級医：確かにソルアセト®Fでよさそうだけど，理由まで考えられるようになるといいね．一度輸液製剤の違いを確認しておこう．

1. 体内の水の分布と輸液製剤ごとの違い

　体内の水は**細胞内**と細胞外（**間質＋血管内**）の3つのコンパートメントに8：3：1の割合で分布しています．各コンパートメントは細胞膜と毛細血管膜によって隔てられ，それぞれ通過できるものとできないものがあります．水はどちらの膜も通ることができますが，電解質はチャネルがなければ細胞膜を通ることができません．また電解質よりも分子量の大きいアルブミンなどのタンパクは毛細血管膜を通り抜けることができません（図1）．

　点滴された輸液はまず血管内に入り各コンパートメントへ広がりますが，どこにどれくらい分布するかは輸液の種類により異なります．各輸液の違いはさまざまありますが（表），まずは**点滴後にどのコンパートメントにどれくらい分布するか？** を考えてみましょう．

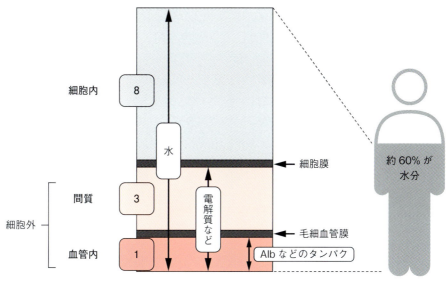

図1 体内の水の分布と，それぞれの膜を通れるもの・通れないもの

表 輸液製剤の比較

一般名	生理食塩液	リンゲル液	5％ブドウ糖液	アルブミン製剤
商品名の例	大塚生食注 500 mL	ソルラクト®輸液 500 mL ソルアセト®F 500 mL ビカーボン®輸液 500 mL	大塚糖液 5％ 500 mL	アルブミナー®5％ 静注 12.5 g/250 mL
体内での分布	間質 血管内	間質 血管内	細胞内 間質 血管内	血管内
薬価（円）	236	215（ソルラクト®） 191（ソルアセト®F） 364（ビカーボン®）	332	4,362

薬価情報は2024年12月時点のもの．

1 等張晶質液

いわゆる「細胞外液補充液」と呼ばれる輸液で，血管内に入ると細胞外に等しく分布します（図2）．生体の細胞外と張度（有効浸透圧）が近いため「等張」といいます．

●用語解説

※晶質液
　生理食塩液やブドウ糖など電解質や糖を含む一般的な輸液製剤．一方，膠質液はアルブミンやヒドロキシエチルスターチなど膠質（コロイド）を含むものを指す．

※張度（有効浸透圧）＝ $2 \times Na\ (mEq/L) + Glu\ (mg/dL)\ /18$
　細胞内外の水の移動を規定する因子．血漿浸透圧と異なりNaとブドウ糖で規定される．水は張度が高い方にシフトする．
　例：3％高張食塩水を投与すると細胞外の張度が上がり，細部内→細胞外に水がシフトする

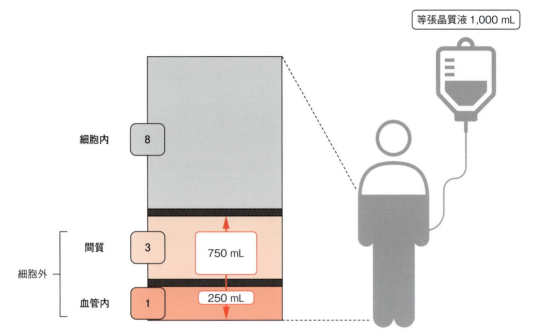

図2 等張晶質液を1,000 mL投与した場合の分布

1）生理食塩液（0.9％食塩液）

Na濃度は154 mEq/Lであり生体より高いですが，張度が生体に近いです．

一方，Cl濃度も154 mEq/Lと高く，大量投与で高Cl性代謝性アシドーシス，急性腎傷害のリスクがあります．

2）リンゲル液（ソルアセト®F，ソルラクト®，ビカーボン®）

Clを減じるため，緩衝液としてそれぞれ酢酸，乳酸，重炭酸を添加したものです．酢酸，酪酸は肝臓で代謝後に緩衝液として作用します．生理食塩液よりもNa濃度が低くなっています（ソルアセト®FはNa = 131 mEq/L）．

Caが含有されており，配合変化に注意が必要な薬剤があります（輸血製剤，セフトリアキソンなど）．

2 5％ブドウ糖液

糖も電解質も含まない張度「0」の輸液を投与すると溶血するため，等張にする目的でブドウ糖を添加したものです．投与された輸液内のブドウ糖はすみやかに分解されるため，結果的には低張液を投与していることになります．投与後は自由水として細胞内，間質，血管内に均質に分布します（図3）．

3 1〜4号液

生理食塩液と5％ブドウ糖をどれくらいの割合で配合したかを基本に考えます．数字が大きくなるほどブドウ糖液の割合が大きくなり，より低張になります（血管内に残る割合が少なくなる）．

各製剤の特徴は，1号液と4号液にはKが含まれていません．3号液は維持液といわれ，約2,000 mLで1日に必要な主要な電解質を補うことができます．

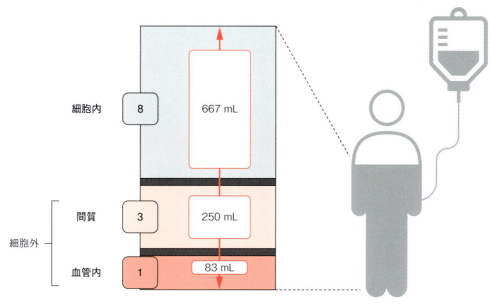

図3 5％ブドウ糖液を1,000 mL投与した場合の分布
血管内にはわずかしか残らない．

　ただし1～4号液のどの製剤も生体より低張であるため，漫然と投与すると医原性の低ナトリウム血症を起こす可能性があります．

　3号液は血管内脱水のない病棟患者の維持輸液として用いられることが多く，1号液や4号液はカリウムを投与したくない場合に用います．いずれの製剤も初期輸液として選択することはありません．

Column

生理食塩液とリンゲル液どっちがよい？

　先述のように生理食塩液にはさまざまなリスクがあるため，リンゲル液と比較した研究が複数あります[1～3]．リンゲル液のほうが死亡率や新規透析導入が少なかったという結果のものや，差がなかったという結果のものなどがあり，一定の結論は出ていません．Surviving Sepsis Campaign Guidelines（SSCG）2021[4]や日本版敗血症診療ガイドライン2024（The Japanese Clinical Practice Guidelines for Management of Sepsis and Septic Shock：J-SSCG 2024）[5]ではこれらを総合し，生理食塩液の代わりにリンゲル液を使用することを弱く推奨しています．

　なお，頭部外傷においては相対的に低張なリンゲル液が害を及ぼす可能性が示唆されており，頭部外傷以外の症例に関しては筆者も基本的にリンゲル液を選択しています．

症例のつづき①

研修医：なるほど．いろいろ製剤はありますが血管内への残り方が全然違うんですね！

上級医：その通り．初期に低張液を選択する場面はほとんどないので，敗血症か否かにかかわらず，初期輸液は等張晶質液を選択しよう．

研修医：ショックのときにアルブミン製剤を使っていた先生もいましたが，最初は使わないのでしょうか？

上級医：いい質問だね．アルブミン製剤に関しても勉強しておこう．

4 アルブミン製剤

生体の膠質浸透圧と等しい5％等張アルブミン製剤と，生体より膠質浸透圧の高い25％高張アルブミン製剤が存在します．前者は循環血漿量是正を目的として，後者は膠質浸透圧を上昇させ血管内容量を維持することを目的として投与されます．

理論上は上記のような効果を期待して投与されますが，重症患者ではアルブミンが血管外漏出しやすく，期待通りの結果を得られないことが多いです．

症例のつづき②

研修医：血管内に残りやすそうだから，アルブミン製剤の方が効果的に感じてしまいます．

上級医：理論上はそうだね．過去にもそのように考えた人たちがいくつか研究を行ったけど，結果的にアルブミン製剤は死亡率を改善しなかったんだ[6]．血液製剤だからアレルギー等の副作用への懸念や，医療経済の観点からも漫然と使用することは避けた方がいいね．
ところで，この患者さんにはそもそもなんで輸液が必要なんだろう？

研修医：ショックのときはとりあえず輸液だと思っていました．

上級医：実はショック＝必ず輸液が有効というわけでもないんだ．いい機会だからショックの対応に関しても勉強しておこう．

2. なぜショックのときに輸液を行うのか？

ショックを管理する際には「①平均血圧（臓器灌流圧）を維持する」，「②酸素供給量を増やす」の2点を考える必要があります．平均血圧は心拍出量と体血管抵抗で規定され，酸素供給量は心拍出量と動脈血酸素含有量で規定されます（厳密には異なりますが，理解を助けるため簡略化しています）．まとめると，**ショック管理の際は心拍出量，体血管抵抗，動脈血酸素含有量のいずれかへ介入が必要です**．心拍出量はさらに一回拍出量，脈拍数によって規定され，一回拍出量は前負荷，心収縮，後負荷によって規定されます．

前置きが長くなりましたが，**輸液は前負荷を上げることで心拍出量を増やし，それによって平均血圧と酸素供給量に対し介入しているのです**（図4）．敗血症の初期は炎症による循環血漿量減少や，血管拡張による相対的な前負荷の低下のため輸液が有効なことが多く，初期蘇生として輸液を行います．

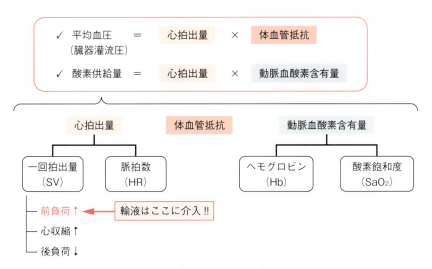

図4　ショック管理のときに意識したい項目
輸液はショック管理の一部でしかない．

症例のつづき③

研修医：なんでもかんでも輸液すればいいわけではなく，ショック管理のどの部分に介入しているか考えるのが重要なんですね．

上級医：その通り．そして，どこに介入すればいいか判断するために身体診察やエコー検査などを行おう！

〜輸液と並行し診察を進めたところ，エコーで右水腎症がありCTでも尿管結石が指摘された〜

上級医：結石性腎盂腎炎による敗血症かもしれないね．培養検査を追加しながら，初期蘇生を行おう．輸液はどれくらい投与しようか？

研修医：…30 mL/kgを3時間以内に投与でしたっけ？

上級医：そうだね．国内外の敗血症のガイドラインで初期蘇生に関してそのように記載されている[4,5]．とはいえいつも30 mL/kg投与する必要はなくて，循環動態をモニタリングしながら輸液量を必要最小限にする努力も重要だね．

本当に「30 mL/kg」必要なのか？

先日病院実習に来た学生さんが,「敗血症の初期蘇生として 30 mL/kg を 3 時間以内に投与する」という内容を知っており,学生まで広く浸透していることに大変驚きました.しかし SSCG 2016 で提唱された「30 mL/kg」という数字を支持するエビデンスは観察研究に基づくものです.近年,重症患者における過剰輸液の害[7]も注目されており,初期蘇生の段階から過剰輸液を避ける努力が必要かもしれません.初期輸液中も組織灌流が十分か〔乳酸値やCRT(capillary refilling time:毛細血管再充満時間)〕,輸液反応性はあるか(下肢挙上テストや心エコーでの心拍出量測定)を評価することがガイドライン上も推奨されています[5].

引用文献

1) Semler MW, et al:Balanced Crystalloids versus Saline in Critically Ill Adults. N Engl J Med, 378:829-839, 2018(PMID:29485925)
2) Finfer S, et al:Balanced Multielectrolyte Solution versus Saline in Critically Ill Adults. N Engl J Med, 386:815-826, 2022(PMID:35041780)
3) Zampieri FG, et al:Effect of Intravenous Fluid Treatment With a Balanced Solution vs 0.9 % Saline Solution on Mortality in Critically Ill Patients:The BaSICS Randomized Clinical Trial. JAMA, 326:1-12, 2021(PMID:34375394)
4) Evans L, et al:Surviving sepsis campaign:international guidelines for management of sepsis and septic shock 2021. Intensive Care Med, 47:1181-1247, 2021(PMID:34599691)
5) 日本集中治療医学会:日本版 敗血症診療ガイドライン2024. 2024
 https://www.jsicm.org/news/news240606-J-SSCG2024.html
6) Martin GS & Bassett P:Crystalloids vs. colloids for fluid resuscitation in the Intensive Care Unit:A systematic review and meta-analysis. J Crit Care, 50:144-154, 2019(PMID:30540968)
7) Messmer AS, et al:Fluid Overload and Mortality in Adult Critical Care Patients-A Systematic Review and Meta-Analysis of Observational Studies. Crit Care Med, 48:1862-1870, 2020(PMID:33009098)

プロフィール

松本丈雄（Takeo Matsumoto）
安芸太田病院 救急部
詳細は p.191.

第1章	敗血症性ショック

場面1：初期蘇生
2. 昇圧薬

石井潤貴

● Point ●

・適切な初期輸液で循環動態が維持できない敗血症患者では血管収縮薬を用いる

・敗血症における血管収縮薬の第1選択はノルアドレナリン

症例の経過

　救急外来で敗血症を疑い，蘇生輸液を行った．しかし，平均血圧は60 mmHgにとどまり，動脈血液ガス分析を再検したところ，血中乳酸値は2.5 mmol/Lだった．患者の意識は横ばいで，四肢の網状皮斑は持続，CRTは3秒だった．

　研修医：蘇生輸液を行ったはよいけれど，患者さんの循環動態はまだ改善していない印象です．

　上級医：蘇生輸液と，その後のフォローアップは十分だね．ここからどうすればよいかな？

　研修医：先日のレクチャーで血管収縮薬について何か教わったような気がしますが…今はよくわかりません．

　上級医：では，敗血症における血管収縮薬の立ち位置，その使い方について，一緒に診療しながら学んでいこう．まずは敗血症に関連した定義から確認が必要だね．

---

1. 用語の整理：敗血症にかかわる定義

　現時点での敗血症関連定義を示します（表1）[1, 2]．重要なのは敗血症性ショックです．なお，実臨床では敗血症性ショックの定義を満たさないものの蘇生輸液のみでは平均血圧65 mmHgを達成できない症例も存在し（sepsis induced hypoperfusion：敗血症関連低灌流）[3]，同様の対応を行います．

2. なぜ敗血症診療で血管収縮薬が必要なのか

　敗血症が臓器障害を引き起こすメカニズムはいまだ完全に解明はされていませんが，その機序の1つに血管拡張と組織微小循環の障害を介した，全身組織への血流分配の阻害があげられてい

表1 敗血症にかかわる定義

A) 敗血症と敗血症性ショック

敗血症
【定義】
感染症に対する生体反応が調節不能な状態となり，重篤な臓器障害が引き起こされる状態
【診断基準】 以下の2つを満たす ①感染症もしくは感染症の疑いがある ②sequential organ failure assessment（SOFA）score（表1C）の合計2点以上の急上昇
敗血症性ショック
【定義】 敗血症患者のなかで急性循環不全により細胞障害および代謝異常が重度となり，ショックを伴わない敗血症と比べて死亡の危険性が高まる状態
【診断基準】 敗血症患者のうち，以下の2つを満たす ①平均動脈圧≧65 mmHg を維持するために十分な蘇生輸液に加え血管収縮薬を必要とする ②血中乳酸値2 mmol/L（18 mg/dL）を超える

文献1より作成

B) quick SOFA score

①意識変容 ②呼吸数≧22回/分 ③収縮期血圧≦100 mmHg 感染症が疑われる状況かつquick SOFA score 2項目以上陽性の場合，敗血症を疑う

文献2より作成

C) SOFA score

項目	点数				
	0	1	2	3	4
呼吸器： PaO_2/FiO_2比	≧400	<400	<300	<200＋呼吸補助	<100＋呼吸補助
凝固能： 血小板数（×1,000/μL）	≧150	<150	<100	<50	<20
肝機能： ビリルビン（mg/dL）	<1.2	1.2〜1.9	2.0〜5.9	6.0〜11.9	>12.0
循環： 平均動脈圧（mmHg）	≧70	<70	DOA＜5μg/kg/分あるいはDOB使用	DOA 5.1〜15μg/kg/分あるいはAd≦0.1μg/kg/分あるいはNad≦0.1μg/kg/分	DOA＞15μg/kg/分あるいはAd＞0.1μg/kg/分あるいはNad＞0.1μg/kg/分
中枢神経系： Glasgow Coma Scale	15	13〜14	10〜12	6〜9	<6
腎機能： クレアチニン（mg/dL）	<1.2	1.2〜1.9	2.0〜3.4	3.5〜4.9	>5.0
尿量（mL/日）				<500	<200

DOA：ドパミン，DOB：ドブタミン，Ad：アドレナリン，Nad：ノルアドレナリン
文献4より作成

ます[3, 5〜7]．血管拡張に伴う平均血圧の低下は組織灌流の低下から臓器障害を招きます．

　このような背景から，敗血症診療では平均血圧の維持が重要視され，適切な輸液療法による血管内容量の適正化に加えて，血管拡張に対しては血管収縮薬が用いられます（図1）.

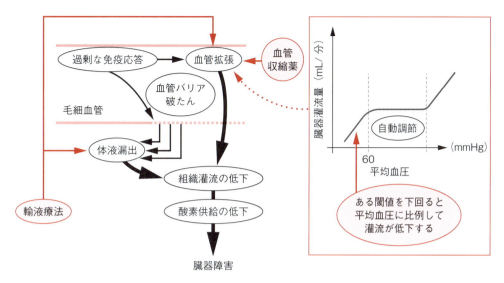

図1 敗血症が臓器障害を引き起こすメカニズム

3. 敗血症で用いる血管収縮薬（表2）

主要な敗血症の診療ガイドラインでは，ノルアドレナリンが第1選択薬とされています[1, 3]．ここでは，ノルアドレナリンについて解説します．

なお臨床研究やガイドラインでノルアドレナリンとよく比較される血管作動薬としてバソプレシン，アドレナリンがあり，これらはノルアドレナリンを使用しても血行動態が維持できない症例に用いる「次の一手」とされます．詳細は第1章-3で解説します．

また，セレプレシン，アンジオテンシンⅡは2018年頃より海外から報告されていますが，日本にはいまだ導入されていません．

症例のつづき①

研修医：敗血症診療では平均血圧の維持が重視されているのですね．この症例は輸液だけでは平均血圧が維持できていないし，血管収縮薬はやはり必要なのかなと思いますが…．
上級医：平均血圧だけが重要なわけではないけれど，管理指標の1つとして重視されているね．血管収縮薬としては何を使おうか？
研修医：ノルアドレナリンでしょうか？
上級医：よく勉強しているね．では，血管収縮薬の種類について具体的にみてみよう．

■ ノルアドレナリン

日本版敗血症診療ガイドライン2024（The Japanese Clinical Practice Guidelines for Management of Sepsis and Septic Shock 2024：J-SSCG 2024），Surviving Sepsis Campaign Guidelines 2021（SSCG 2021）ともに，ノルアドレナリンを敗血症性ショックの症例に対し使用する血管収縮薬の第1選択としています（表2）．臨床研究の結果，ほかの血管収縮薬より効果と安全性に勝るためです．

ノルアドレナリンはα-1（血管収縮）・β-1（心拍数上昇・心拍出量増加）受容体作動薬で，

表2 血管収縮薬の種類に関するガイドラインの記載

J-SSCG 2024
敗血症に対する血管収縮薬の第1選択薬として，ノルアドレナリンを使用することを弱く推奨する（GRADE 2D）

SSCG 2021
敗血症性ショックの成人に対し，ほかの血管収縮薬よりもノルアドレナリンを第1選択薬として使用することを推奨する（強い推奨） vs ドパミン（高い質のエビデンス） vs バソプレシン（中等度の質のエビデンス） vs アドレナリン（低い質のエビデンス） vs セレプレシン（低い質のエビデンス） vs アンジオテンシンⅡ（非常に低い質のエビデンス）

文献1，3より作成

血管収縮作用によって平均血圧上昇に寄与しますが，心拍数にほとんど影響しません．ドパミンよりも血管収縮効果が強いとされます[3]．

●組成例（体重50 kg時）

・ノルアドレナリン注（1 mg/1 mL）3 mLに生理食塩液47 mLを加えて合計50 mLとし，2.5〜5 mL/時（0.05〜0.1 μg/kg/分）で開始

体重×0.1 mL/時＝0.1 μg/kg/分

＊高用量が必要なとき（5倍濃度）

・ノルアドレナリン注（1 mg/1 mL）15 mLに生理食塩液35 mLを加えて合計50 mLとする

体重×0.1 mL/時＝0.5 μg/kg/分（1 μg/kg/分まで増量可能）

注意：血管収縮薬は投与量を間違えると危険なので，施設ごとに組成が決められていることがあります．自施設の組成をよく確認しておきましょう．

Column

ドパミンの立ち位置

　ドパミンはdopamine-1・α-1・β-1アドレナリン受容体に作用し，用量によって作用効果が異なります．低用量ではdopamine-1受容体を介して血管拡張作用を呈し，高用量ではα-1受容体作動効果が増強して血管収縮作用を示す一方，β-1受容体作動効果によって不整脈を呈します[3]．

　ノルアドレナリンより死亡リスクを減らす効果が低く，不整脈リスクが高いことから，第1選択薬とはされません[8]．

　新型コロナウイルス感染症のパンデミックによって，ノルアドレナリン供給が全世界的に減少したことをふまえて，SSCG 2021ではノルアドレナリンが手に入らない場合の代替薬としてドパミンを考慮する旨が記載されていますが，その場合も特に不整脈に注意するよう喚起されています[3]．

　現時点でICUにおける適応はほとんどありません．

症例のつづき②

研修医：なるほど，ノルアドレナリンがよく使われているのには理由があるのですね．まず0.05μg/kg/分で開始したいと思います．

上級医：それがいいね．開始したら，その後平均血圧や患者さんの様子がどうなったか，フォローするのも忘れずにね．

研修医：でも，ノルアドレナリンは末梢静脈路からの投与はしてはいけないですよね？ 急いで中心静脈路を確保しないと！

上級医：よい視点だけど，本当に末梢静脈路からノルアドレナリンの投与を行ってはいけないのかな？ また，この症例で血管収縮薬を開始するタイミングは妥当かな？ 敗血症性ショックの診断基準を改めて確認してみよう．

【診断基準】

敗血症患者のうち，以下の2つを満たす

① 平均動脈圧≧65 mmHg を維持するために十分な蘇生輸液に加え血管収縮薬を必要とする

② 血中乳酸値 2 mmol/L（18 mg/dL）を超える

研修医：あれ，「十分な蘇生輸液」ってどのくらいのことなのでしょう….

4. 血管収縮薬を開始するタイミング

いつ血管収縮薬を開始するのが最適かは，実は未解決の問題です．

詳細は下記コラムへ譲ります．まだ明らかにベストなタイミングが解明されたわけではないですが，**中心静脈路確保を待たず，蘇生輸液開始後～早期のうちに，血管収縮薬を開始することがあると思えばよいでしょう．**

関連事項として，主要なガイドラインでは初期輸液を3時間以内に30 mL/kg 経静脈投与することが提案されており，参考になります（表3）．しかし，この投与が終わるまで血管収縮薬を開始してはならない，ということではありません．

表3　敗血症に対する初期蘇生輸液に関するガイドラインの記載

J-SSCG 2024
血管内容量減少のある敗血症の初期輸液は，循環血液量を適正化することを目標とし，3時間以内に晶質液30 mL/kg以上の投与を要することがある．ただし，過剰な輸液による害も報告されている（BQ）．
SSCG 2021
敗血症関連低灌流または敗血症性ショック患者に対して，蘇生開始から3時間以内に最低30 mL/kgの等張晶質液を静脈投与することを提案する（弱い推奨，非常に低いエビデンス）

BQ：background question
文献1，3より作成

表4 血管収縮薬開始のタイミングに関するガイドラインの記載

J-SSCG 2024
低血圧を伴う敗血症の初期蘇生において，蘇生輸液と並行して，早期に血管収縮薬を投与することを弱く推奨する（GRADE 2C）
SSCG 2021
敗血症性ショックの成人に対し，中心静脈路の確保まで血管収縮薬の開始を待つよりも，末梢静脈路から血管収縮薬を開始して平均血圧を維持することを提案する（弱い推奨，非常に質の低いエビデンス）

文献1, 3より作成

血管収縮薬の開始タイミングに関する臨床研究（表4）

①中心静脈路確保は血管収縮薬の開始前に必要か？

SSCG 2021では，中心静脈路が確保されるまで血管収縮薬投与を待つよりも，末梢静脈路から血管収縮薬を開始し平均血圧を維持することを弱く提案しています[3]．中心静脈路から血管収縮薬を開始した症例群は末梢静脈路から開始した症例群と比較して開始までの時間が長かったこと（4.9時間 vs 2.4時間）[9]，血管収縮薬開始の遅れが死亡率上昇と関連したこと[10]が影響しています．

②どの程度の輸液を行ったら血管収縮薬を開始するか？

J-SSCG 2024では，独自のメタ解析を元に，循環動態の維持が困難な成人の敗血症/敗血症性ショック患者に対して，初期蘇生輸液と同時または早期（3時間以内）に血管収縮薬を投与することを弱く推奨しています[1]．

2023年に発表された米国の大規模な無作為化比較試験（CLOVERS試験）では，初期輸液を2L程度投与された敗血症患者群において，輸液制限群（血圧が低いときにノルアドレナリンを使用し，高度の循環不全のときにだけ急速輸液を少量行う）と自由輸液群（血圧が低いときに500 mL程度の輸液を行い，高度の循環不全のときにだけ血管収縮薬を用いる）で比較すると患者転帰に差がありませんでした[11]．これを参考にすれば，およそ2Lの初期輸液後なら（上記が米国の臨床試験であることをふまえると，日本人であればより少ない量の初期輸液でも妥当かもしれません），循環不全が持続していればその時点で血管収縮薬を開始することは，より遅いタイミングで血管収縮薬を開始することと比較して，少なくとも危険ではないと考えられます．

2022年に出版されたレビューでは，より実践的な視点で敗血症性ショックに対する血管収縮薬開始のタイミングについて解説されており，参考になります[12]．

引用文献

1) 日本集中治療医学会：日本版 敗血症診療ガイドライン2024．2024
https://www.jsicm.org/news/news240606-J-SSCG2024.html
2) Singer M, et al：The Third International Consensus Definitions for Sepsis and Septic Shock (Sepsis-3)．JAMA，315：801-810, 2016（PMID：26903338）
3) Evans L, et al：Surviving Sepsis Campaign：International Guidelines for Management of Sepsis and Septic Shock 2021. Crit Care Med, 49：e1063-e1143, 2021（PMID：34605781）

4) Vincent JL, et al：Use of the SOFA score to assess the incidence of organ dysfunction/failure in intensive care units：results of a multicenter, prospective study. Working group on "sepsis-related problems" of the European Society of Intensive Care Medicine. Crit Care Med, 26：1793-1800, 1998（PMID：9824069）

5) Cecconi M, et al：Sepsis and septic shock. Lancet, 392：75-87, 2018（PMID：29937192）

6) Hotchkiss RS, et al：Sepsis and septic shock. Nat Rev Dis Primers, 2：16045, 2016（PMID：28117397）

7) LeDoux D, et al：Effects of perfusion pressure on tissue perfusion in septic shock. Crit Care Med, 28：2729-2732, 2000（PMID：10966242）

8) Avni T, et al：Vasopressors for the Treatment of Septic Shock：Systematic Review and Meta-Analysis. PLoS One, 10：e0129305, 2015（PMID：26237037）

9) Delaney A, et al：Initiation of vasopressor infusions via peripheral versus central access in patients with early septic shock：A retrospective cohort study. Emerg Med Australas, 32：210-219, 2020（PMID：31599084）

10) Black LP, et al：Time to vasopressor initiation and organ failure progression in early septic shock. J Am Coll Emerg Physicians Open, 1：222-230, 2020（PMID：33000037）

11) Shapiro NI, et al：Early Restrictive or Liberal Fluid Management for Sepsis-Induced Hypotension. N Engl J Med, 388：499-510, 2023（PMID：36688507）

12) Ammar MA, et al：Timing of vasoactive agents and corticosteroid initiation in septic shock. Ann Intensive Care, 12：47, 2022（PMID：35644899）

プロフィール

石井潤貴（Junki Ishii）
広島大学大学院 医系科学研究科 救急集中治療医学
2014年 広島大学卒業．2016年（株）麻生 飯塚病院で初期研修修了．2017年 同院総合診療科後期研修了後，広島大学病院 救急集中治療科 医科診療医を経て現職．自分の生活を大切にしながら，臨床，研究，教育とわがままにやらせてもらっています．人材も機会も豊富な当科で学びたい方はぜひご連絡ください．

第1章	敗血症性ショック

場面2：ICU入室

3. ノルアドレナリンの次の昇圧薬

島谷竜俊

● Point ●

・ノルアドレナリンで循環動態が保てない症例における第2選択薬はバソプレシンである

・心機能低下例ではアドレナリンが候補にあがる

・ショックが遷延する場合はハイドロコルチゾンを考慮する

症例の経過

　患者さんはICUへ入室した．救急外来からノルアドレナリンを0.25 μg/kg/分で持続投与されているが，平均血圧は60 mmHg，血中乳酸値は3.0 mmol/L，意識障害，網状皮斑も残存している．

研修医：蘇生輸液し，ノルアドレナリンを開始・増量しても循環動態は改善していません．このままノルアドレナリンを増量しつづけるしかないのでしょうか？

上級医：ノルアドレナリン単剤では厳しいようだね．次の一手を考えよう！

はじめに

　今回の症例のようにノルアドレナリンを投与しても目標とする平均血圧に到達しない場合，次の一手として，バソプレシン，アドレナリン，ハイドロコルチゾンが選択肢としてあげられます．本稿では各薬剤の特徴と，どのような症例で選択すべきかを紹介します．

1. バソプレシン

1 機序

　視床下部にて合成され下垂体後葉から分泌されるペプチドホルモンです．腎集合体のV2受容体に作用して水の再吸収を調整する抗利尿ホルモンとしての作用と，血管平滑筋のV1受容体に作用して末梢血管を収縮させる作用があります[1]．敗血症性ショックにおいてはストレス反応としてバソプレシンが上昇した後に枯渇することが多いため，ホルモン補充の目的でノルアドレナリン不応の症例での第2選択薬とされており[2]，日本版敗血症診療ガイドライン2024（J-SSCG 2024）でも「敗血症に対する血管収縮薬の第2選択薬としてバソプレシンを使用することを弱く推奨す

る（GRADE 2A）（保険適用外）」との記載があります[3]．

2 使い方[2]

ノルアドレナリンの投与量が0.25〜0.5 μg/kg/分に達した場合に追加を検討します．

投与量は0.03単位/分で開始します．0.04単位/分を超えると虚血合併症のリスクが指摘されているため，増量には注意が必要です．

> ●処方例
> ピトレシン®注（20単位/1 mL）1 mLに生理食塩液19 mLを加えて合計20 mLとし，1.8 mL/時（0.03単位/分）で開始する．0.04単位/分まで増量可能

バソプレシンは早めに始めるべき？

バソプレシンの開始基準は幅があります．早めか遅め，どちらがよいのでしょうか？
バソプレシンを開始する時期を検討した観察研究[4]では，バソプレシンが投与されたタイミングでのノルアドレナリンが0.2 μg/kg/分（体重50 kgでは10 μg/分）の群は，0.5 μg/kg/分（体重50 kgでは25 μg/分）であった群と比較し有意に院内死亡率が低かったと報告されています〔オッズ比（OR）0.75，95％CI 0.65〜0.88〕．0.2 μg/kg/分は，ガイドラインでの推奨（0.25〜0.5 μg/kg/分）よりも少ない量になります．虚血合併症のリスクも鑑みつつ，必要があれば早めに投与を検討してもよいと考えます．

3 臨床での有効性[5]

4件の臨床試験が組み入れられたメタアナリシスを紹介します．バソプレシンはその他の血管収縮薬と比較して，主要アウトカムである28日死亡率〔相対リスク（RR）0.98，95％CI 0.86〜1.12〕，重篤な有害事象（RR 1.02，95％CI 0.82〜1.26）で有意な差はありませんでした．バソプレシンは指趾虚血〔絶対リスク差（ARD）1.7％，95％CI 0.3〜3.2〕を増加させましたが，一方で不整脈はより少ない結果でした（ARD －2.8％，95％CI －0.2〜－5.3）．腸間膜虚血と急性冠症候群イベントに差はありませんでした．また，バソプレシンは腎代替療法（renal replacement therapy：RRT）の必要性を減少させました（RR 0.86，95％CI 0.74〜0.99）．

以上から，バソプレシンは不整脈イベントやRRTイベントを減らす可能性はあるものの，現時点では主要なアウトカムの改善を示すことはできていません．

ノルアドレナリンとバソプレシン，どちらから中止するか？

ノルアドレナリンとバソプレシンを投与されている敗血症性ショック患者を対象とした観察研究[6]では，バソプレシンを最初に中止すると低血圧の発生率が高くなることが明らかにされており，ノルアドレナリンを最初に中止することが示唆されています．

> **血管収縮薬は臓器血流を低下させ臓器不全を引き起こすのか？**
>
> 　血管収縮薬の有害事象として，血管収縮作用による臓器血流の低下が懸念されることがありますが実際はどうなのでしょうか？
> 　ノルアドレナリンを対象とした11の試験のメタアナリシス[7]では，心筋虚血を増やすことはありませんでした（RR 1.28；95％CI 0.79〜2.09；p＝0.310）．
> 　次にバソプレシンですが上述の通り，心筋虚血や消化管虚血などの主要臓器の虚血合併症に差はありませんが，指趾虚血を増やす可能性はあります．特に高用量のバソプレシンを用いられたVANISH trialでは指趾虚血が増加しており（ARD 3.9％，95％CI −0.1〜7.9）[8]，バソプレシンを高用量（0.04単位/分以上）で投与すると末梢虚血を引き起こす可能性に注意が必要です．

2. アドレナリン

1 機序

　第1章-2で説明がありましたが，アドレナリンもα-1・β-1受容体作動薬です．ノルアドレナリンと比較するとβ-1作用による強心効果が強いです．副作用として不整脈，乳酸上昇や高血糖を引き起こすことがあります．

2 使い方

　心収縮機能低下症例に対し，β-1作用による強心効果を期待して投与します．またアドレナリンにはα-1作用がありますので，血管収縮を期待して追加されることがありますが，すでに高用量のノルアドレナリンが投与されている場合，α-1受容体は飽和状態でダウンレギュレート（応答能が低下）されているため効果が発現しにくい可能性があります[9]．

> ●処方例（体重50 kg時）
> ・アドレナリン注（1 mg/1 mL）3 mLに生理食塩液47 mLを加えて合計50 mLとし，2.5〜5 mL/時（0.05〜0.1 μg/kg/分）で開始する．1 μg/kg/分まで増量可能
> 　体重×0.1 mL/時＝0.1 μg/kg/分
>
> ＊高用量が必要なとき（5倍濃度）
> ・アドレナリン注（1 mg/1 mL）15 mLに生理食塩液35 mLを加えて合計50 mLとする．
> 　体重×0.1 mL/時＝0.5 μg/kg/分

　なお，その他の強心薬としてドブタミンやミルリノンがあります（**第1章-4**参照）．

3 臨床での有効性

　敗血症性ショックにおいてアドレナリンとノルアドレナリン＋ドブタミンを比較したRCT[10]では，主要アウトカムである平均血圧が70 mmHg以上を24時間維持できるまでの時間と，副次ア

ウトカムである28日，90日死亡率，また重篤な有害事象においていずれも有意な差がありませんでした．

3. ヒドロコルチゾン

1 機序

　副腎皮質ステロイドであるヒドロコルチゾンは，免疫学的作用や血管拡張を抑制する内皮グルココルチコイド受容体への直接作用など，複数の潜在的作用機序で昇圧効果をもつと考えられています[11]．

2 使い方

　目標血圧を維持するためにノルアドレナリンまたはアドレナリン0.25 μg/kg/分以上が4時間以上必要な患者で考慮するとされています[2]．ヒドロコルチゾン200 mg/日を，6時間ごとに50 mg静脈内投与するか，持続投与します[2]．持続投与は間欠投与と比べ高血糖イベントが少ない利点があります[12]．

3 臨床での有効性 [13]

　17試験・7,882人の患者データを統合したメタアナリシスを紹介します．ヒドロコルチゾン対プラセボの90日死亡率の相対リスク（RR）は0.93（95 % CI, 0.82 ～ 1.04）と有意な差がありませんでしたが，昇圧薬が不要な日数（平均差1.24日；95 % CI, 0.74 ～ 1.73）を増加させました．

　重複感染，高血糖，胃十二指腸出血のリスクの増加とは関連しませんでしたが，高ナトリウム血症（RR 2.01；95 % CI, 1.56 ～ 2.6）および筋力低下（RR 1.73；95 % CI, 1.49 ～ 1.99）のリスク増加と関連する可能性が示されました．

Column

フルドロコルチゾンを併用すべきか？

　ヒドロコルチゾンとフルドロコルチゾンの併用療法が敗血症性ショックの治療に有効であることが，複数の大規模臨床試験で示されてきました．2024年のネットワークメタアナリシス[14]では，全死因における死亡率はヒドロコルチゾン＋フルドロコルチゾンで最も低い結果でした（RR 0.85；95 % CI, 0.72 ～ 0.99；優越性の確率98.3 %）．また併用による有害事象の増加はありませんでした．この結果からは併用を考慮してもよいと解釈される一方で，フルドロコルチゾンは国内では経口薬しかないことや敗血症性ショックに保険適応ではないことは注意が必要です．

症例のつづき

　研修医：わかりました！ それではバソプレシン，ヒドロコルチゾンを追加しようと思います．

　上級医：そうだね．よい選択だと思うよ．虚血症状の合併には注意しておこう！

表　ノルアドレナリン，バソプレシン，アドレナリンの特徴

薬剤名	商品名	薬価	投与量	発現時間	持続時間	副作用
ノルアドレナリン	ノルアドリナリン®	94円/管	0.05〜0.5μg/kg/分	ただちに	1〜2分	起壊死性薬物のため血管外漏出に注意
バソプレシン	ピトレシン®	551円/管	0.03〜0.04単位/分	＜15分	＜20分	起壊死性薬物のため血管外漏出に注意
アドレナリン	ボスミン®	94円/筒	0.05〜0.5μg/kg/分	ただちに	1〜2分	起壊死性薬物のため血管外漏出に注意

薬価情報は2024年12月時点のもの.

おわりに

　ノルアドレナリンだけでは目標の循環動態に達しない症例に対し，次の一手を持つことは非常に重要です．適応や効果についてしっかりと覚えておきましょう（表）.

引用文献

1) Russell JA：Bench-to-bedside review：Vasopressin in the management of septic shock. Crit Care, 15：226, 2011（PMID：21892977）

2) Evans L, et al：Surviving sepsis campaign：international guidelines for management of sepsis and septic shock 2021. Intensive Care Med, 47：1181-1247, 2021（PMID：34599691）

3) 日本集中治療医学会：日本版 敗血症診療ガイドライン2024. 2024 https://www.jstage.jst.go.jp/article/jsicm/advpub/0/advpub_2400001/_pdf/-char/ja

4) Sacha GL, et al：Association of Catecholamine Dose, Lactate, and Shock Duration at Vasopressin Initiation With Mortality in Patients With Septic Shock. Crit Care Med, 50：614-623, 2022（PMID：34582425）

5) Nagendran M, et al：Vasopressin in septic shock：an individual patient data meta-analysis of randomised controlled trials. Intensive Care Med, 45：844-855, 2019（PMID：31062052）

6) Bissell BD, et al：Hemodynamic Instability Secondary to Vasopressin Withdrawal in Septic Shock. J Intensive Care Med, 34：761-765, 2019（PMID：28750598）

7) Ruslan MA, et al：Norepinephrine in Septic Shock：A Systematic Review and Meta-analysis. West J Emerg Med, 22：196-203, 2021（PMID：33856300）

8) Gordon AC, et al：Effect of Early Vasopressin vs Norepinephrine on Kidney Failure in Patients With Septic Shock：The VANISH Randomized Clinical Trial. JAMA, 316：509-518, 2016（PMID：27483065）

9) Akinaga J, et al：Differential phosphorylation, desensitization, and internalization of α 1A-adrenoceptors activated by norepinephrine and oxymetazoline. Mol Pharmacol, 83：870-881, 2013（PMID：23364786）

10) Annane D, et al：Norepinephrine plus dobutamine versus epinephrine alone for management of septic shock：a randomised trial. Lancet, 370：676-684, 2007（PMID：17720019）

11) Goodwin JE, et al：Endothelial glucocorticoid receptor is required for protection against sepsis. Proc Natl Acad Sci U S A, 110：306-311, 2013（PMID：23248291）

12) Loisa P, et al：Effect of mode of hydrocortisone administration on glycemic control in patients with septic shock：a prospective randomized trial. Crit Care, 11：R21, 2007（PMID：17306016）

13) Pirracchio R, et al：Patient-Level Meta-Analysis of Low-Dose Hydrocortisone in Adults with Septic Shock. NEJM Evid, 2：EVIDoa2300034, 2023（PMID：38320130）

14) Teja B, et al：Effectiveness of Fludrocortisone Plus Hydrocortisone versus Hydrocortisone Alone in Septic Shock：A Systematic Review and Network Meta-Analysis of Randomized Controlled Trials. Am J Respir Crit Care Med, 209：1219-1228, 2024（PMID：38271488）

プロフィール

島谷竜俊（Tatsutoshi Shimatani）
国立循環器病研究センター 集中治療科
2010年 広島大学卒業，2012年 飯塚病院 救急部，2014年 広島大学 救急集中治療医学，2019年 ロサンゼルス小児病院，2020年 中国労災病院 救急部，2021年 広島大学 救急集中治療医学，2023年 国立循環器病研究センター 集中治療科

第1章 敗血症性ショック

場面2：ICU入室
4. 強心薬

第1章

敗血症性ショック

島谷竜俊

● Point ●

・ドブタミンはSSCG 2021で使用を提案されているが有効性を示唆するエビデンスには乏しく，むしろ催不整脈作用や心筋酸素需要の増加に注意が必要である

・ミルリノンの敗血症に対する使用に関する研究は少ない

・敗血症性心筋障害など，強心薬が検討される状況は存在するもののその有効性は明らかではない

症例の経過

　ノルアドレナリンに加えバソプレシン，ヒドロコルチゾンを開始し平均血圧は65 mmHgに達した．しかしながら血中乳酸値は3.0 mmol/L，網状皮斑は残存しており，手指末梢は温かったのが冷たくなってきている．

研修医：先生，血圧は上がったのですが末梢は冷たく循環不全は改善していないように見えます．

上級医：血管収縮薬で血圧は上がったけど，末梢循環不全がありそうだね．心機能はどうかな？

研修医：経胸壁心エコーでは心収縮が弱いように見えます．

上級医：そうだね．これは敗血症性心筋障害の可能性があるね．強心薬は必要だろうか？

はじめに

　敗血症性心筋障害は表1のような特徴をもつ心筋障害で，敗血症の約10〜70％に認められると報告されています[1]．

　心拍出量をある程度定量的に評価するため，ICUでのPOCUS（point-of-care ultrasound）でLVOT（left ventricular outflow tract：左室流出路）のVTI（velocity-time integral：速度時間積分値）を計測することも指標となります（図）．

　上記のような低心拍出状態に対し，本稿では強心薬としてドブタミン，ミルリノンを紹介します．

表1　敗血症性心筋障害の特徴

- 急性発症で7〜10日以内に改善する可逆性がある
- 両心にわたる広範囲な収縮能の低下
- 左室拡張
- 輸液やカテコラミンへの反応低下
- 急性冠症候群の機序ではない

文献2より作成

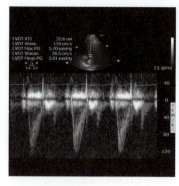

図　VTIの計測
文献3より引用.
15 cm未満で低心拍出を疑う[4].
本画像は22.6 cmで正常.

1. ドブタミン

1 機序

　ドブタミンはβ-1・β-2アドレナリン受容体に作用し，陽性変時・変力作用をもっている薬剤です．ただし心筋の酸素需要を上げてしまうこと，また末梢血管を拡張させることは敗血症患者では不利に働く可能性があります．

2 使い方

●処方例（体重50 kg時）

　ドブタミン（150 mg/50 mL 0.3％製剤），1〜5 mL/時（1〜5 μg/kg/分）で開始し，20 μg/kg/分まで増量可能
　体重×0.1 mL/時＝5 μg/kg/分

3 臨床での有効性

　ガイドライン（SSCG 2021）[5]ではドブタミンの使用を提案されていますが，エビデンスには乏しいです．ノルアドレナリンに追加される第2選択薬の効果を比較した観察研究[6]でドブタミンがバソプレシンと比較して死亡率のオッズ比（OR）を有意に減少させた（OR 0.34，95％CI 0.14〜0.84）という報告がある一方，ドブタミンは生理学的な心血管パラメータを改善したが，微小循環は改善できなかったという報告もあります[7]．

　敗血症患者に対してノルアドレナリンにドブタミンを併用するRCTを含んだネットワークメタアナリシス[8]では，ドブタミン併用群はノルアドレナリン単剤群と比較し死亡率に有意な差はありませんでした（OR 0.69，95％CI 0.32〜1.47）．またドブタミン単剤，アドレナリン単剤と比較しても死亡率に有意な差はありませんでした（ドブタミン：OR 1.58，95％CI 0.55〜4.58／アドレナリン：OR 1.35，95％CI 0.71〜2.56）．

　これまでの試験の対象は敗血症性心筋障害患者ではないため解釈が難しいものの，現時点ではドブタミンを使用する状況は非常に限られると思われます．

> ## Column
> ### 敗血症におけるβ遮断薬
>
> 少し話は逸れますが，近年話題のβ遮断薬について触れておこうと思います．
>
> 無作為化比較試験のメタアナリシス[9]では，持続性頻脈を伴う敗血症患者における超短時間作用型β遮断薬の使用は死亡率の有意な低下と関連しており注目を集めていました．
>
> そこで2023年に，イギリスを中心としたグループによるSTRESS-L試験が行われました[10]．同国40のICUで，24時間以上のノルアドレナリン持続投与が必要な頻脈を伴う敗血症性ショック患者をランジオロール投与または標準治療へと割り付け，14日目までの平均SOFAスコアを比較しました．しかし結果はなんと，利益実証の見込みがなく，害の可能性もあったため，試験は早期に中止されました．28日死亡率はランジオロール群37.1％，標準治療群25.4％で，90日死亡率はそれぞれ43.5％，28.6％とランジオロール群の方が予後が悪い傾向を示した結果となりました．先行研究と異なる結果となった理由として，本試験ではこれまでの研究で除外されていた低心機能患者が含まれていることがあげられます．この結果を踏まえると現時点では，敗血症患者に対するβ遮断薬は心収縮能を評価したうえで慎重に使用するのがよいでしょう．

2. ミルリノン

1 機序

ミルリノンは細胞内のホスホジエステラーゼⅢ（PDEⅢ）阻害薬の一種です．心筋細胞内のcAMP（環状アデノシン3′, 5′-リン酸）の分解を抑制することで細胞内のCa^{2+}濃度を増やし心収縮・心拍出量を増やします．一方cAMPは血管平滑筋を弛緩し末梢血管や肺血管抵抗を低下させるため血圧低下に注意します．ドブタミンと異なりβ-1受容体を介さないためβ遮断薬の影響を受けません．

腎排泄の薬剤のため，腎機能低下の患者では血中濃度が上昇しすぎる恐れがあり，$0.125\,\mu g/kg/$分など減量して開始します．半減期が2.5時間と長いことにも注意します．

2 使い方

> ●処方例（体重50 kg時）
>
> ミルリノン（1 A：10 mg／10 mL）10 mLに生理食塩液40 mLを加えて合計50 mLとし，4 mL／時（≒$0.25\,\mu g/kg/$分）で開始．4〜11 mL／時（≒$0.25〜0.75\,\mu g/kg/$分）の範囲で調整
> 体重×0.1 mL／時＝$0.33\,\mu g/kg/$分

3 臨床での有効性

敗血症におけるミルリノンの使用に関する研究は少なく，敗血症性心筋障害では皆無です．敗血症性ショックに対するミルリノンの生理学的効果を観察した報告[11]では心機能の改善がありましたが予後を評価したものは現時点ではありません．

ミルリノンは血圧への影響が大きいこと，半減期が長く腎機能の影響を受けやすいことから，重症患者での使用は大いに慎重になる必要があります．

表2　強心薬の比較表

薬剤名	薬価	投与量	発現時間	持続時間	副作用
ドブタミン	201円/管	1〜20μg/kg/分	1〜10分	2分	血圧低下 虚血増悪
ミルリノン	1,356円/管	0.25〜0.75μg/kg/分	5〜15分	〜2.5時間	心室性不整脈 低血圧

薬価情報は2024年12月時点のもの.

症例のつづき

研修医：経胸壁心エコーではVTIは13 cmと低下していて，低心拍出状態が疑われます.

上級医：確かにね．ただしこの患者さんは調律が心房細動になっていて頻脈傾向だし，ここでドブタミンを投与するとかえって循環動態を悪化させる危険性が高そうだ．強心薬の投与は控えておこう.

おわりに

強心薬の比較を表2に示します.

敗血症性心筋障害に対する強心薬の有効性は十分に検証されていませんが，その副作用も考慮すると現時点で敗血症患者に対して強心薬を投与すべき状況は限られると考えます.

引用文献

1) Beesley SJ, et al：Septic Cardiomyopathy. Crit Care Med, 46：625-634, 2018（PMID：29227368）

2) Boissier F & Aissaoui N：Septic cardiomyopathy：Diagnosis and management. J Intensive Med, 2：8-16, 2022（PMID：36789232）

3) Aligholizadeh E, et al：A novel method of calculating stroke volume using point-of-care echocardiography. Cardiovasc Ultrasound, 18：37, 2020（PMID：32819371）

4) Blanco P：Rationale for using the velocity-time integral and the minute distance for assessing the stroke volume and cardiac output in point-of-care settings. Ultrasound J, 12：21, 2020（PMID：32318842）

5) Evans L, et al：Surviving sepsis campaign：international guidelines for management of sepsis and septic shock 2021. Intensive Care Med, 47：1181-1247, 2021（PMID：34599691）

6) Nguyen HB, et al：Comparative Effectiveness of Second Vasoactive Agents in Septic Shock Refractory to Norepinephrine. J Intensive Care Med, 32：451-459, 2017（PMID：27189952）

7) Hernandez G, et al：Effects of dobutamine on systemic, regional and microcirculatory perfusion parameters in septic shock：a randomized, placebo-controlled, double-blind, crossover study. Intensive Care Med, 39：1435-1443, 2013（PMID：23740284）

8) Belletti A, et al：The effect of vasoactive drugs on mortality in patients with severe sepsis and septic shock. A network meta-analysis of randomized trials. J Crit Care, 37：91-98, 2017（PMID：27660923）

9) Hasegawa D, et al：Effect of Ultrashort-Acting β-Blockers on Mortality in Patients With Sepsis With Persistent Tachycardia Despite Initial Resuscitation：A Systematic Review and Meta-analysis of Randomized Controlled Trials. Chest, 159：2289-2300, 2021（PMID：33434497）

10) Whitehouse T, et al：Landiolol and Organ Failure in Patients With Septic Shock：The STRESS-L Randomized Clinical Trial. JAMA, 330：1641-1652, 2023（PMID：37877587）

11) Barton P, et al：Hemodynamic effects of i.v. milrinone lactate in pediatric patients with septic shock. A prospective, double-blinded, randomized, placebo-controlled, interventional study. Chest, 109：1302-1312, 1996（PMID：8625683）

プロフィール

島谷竜俊（Tatsutoshi Shimatani）
国立循環器病研究センター　集中治療科
詳細はp.28.

第1章 敗血症性ショック

場面3：抗菌薬の選択
5. 経験的治療

石井潤貴

●Point●

・感染症＝経験的治療，ではない
・経験的治療を行う場合は抗菌薬投与開始までの制限時間を見極める
・感染巣を推定し，患者背景と耐性菌リスクを踏まえて経験的治療薬を決める

症例の経過

敗血症性ショックの原因となった感染巣が右結石性腎盂腎炎と同定された．

上級医：疑わしい感染巣がわかったら，次はどうする？
研修医：抗菌薬を使わないといけないですね！ 敗血症性ショックですし，メロペネムがよいと思います．
上級医：敗血症性ショックならメロペネムがよい，のはどうしてだっけ？
研修医：重症なので…．
上級医：重症＝広域抗菌薬，ではないよ． そもそもこの患者さんには今すぐ抗菌薬を開始すべきなのかな？
研修医：感染症は診断したらすぐ抗菌薬を使うのだと思っていましたが…．
上級医：このあたりを，一度整理しておこう．

はじめに

本稿では，敗血症性ショックと考えられる症例に対する，経験的抗菌薬の考え方について解説します．

1. 経験的治療とは

原因微生物ならびに薬剤感受性の同定前に，それらを推測して開始する抗菌薬治療を経験的治療と呼びます．

一方，原因微生物やその薬剤感受性が同定された状態で，特異的な原因微生物をターゲットにして行う抗菌薬治療を標的治療と呼びます．

■1 そもそも経験的治療が必要か？

細菌感染症と判断した場合でも，全例で即座に経験的治療を行う必要はありません．原因微生物の同定まで抗菌薬治療を待つことが可能ならば，最適な抗菌薬による標的治療を行えばよいのです．

ところが，敗血症では抗菌薬投与の開始が遅れると患者死亡が増加することが複数の観察研究で指摘されており[1, 2]，原因微生物と薬剤感受性の同定まで数日間待つことは理にかなっていません．Surviving Sepsis Campaign Guidelines 2021（SSCG 2021）では，敗血症に対する抗菌薬投与のタイミングについて，その認知から1時間以内が推奨されています[3]．

> ●ここがピットフォール！
>
> 感染症＝経験的治療，ではない！

■2 経験的治療は必ず1時間以内であるべきか？

しかし，すべての敗血症症例で1時間以内に経験的治療を開始すべきとは断定できません．1時間以内に固執することによって原因微生物の推定が不十分となり，不必要な広域・多剤抗菌薬投与が増加する可能性があります[4]．不必要な広域抗菌薬への曝露と患者死亡の増加の関連の報告が近年集積しており[5~7]，これを避けるためにも1時間以内でなくとも許容される症例（敗血症でも重症度の低い症例）では時間的制約は緩和し，可及的速やかに感染症か否かを判断し，また感染症とすれば原因微生物を推定するための検査をより詳細に行うことを考慮します．

敗血症患者の大規模研究において，血管収縮薬非使用患者群では抗菌薬投与までの時間と患者死亡の関連はみられませんでした〔血管収縮薬投与のある群：投与までの時間が1時間遅れるごとの死亡のオッズ比［OR］1.07［95％信頼区間（CI）：1.05~1.09〕；血管収縮薬投与のない群：OR 1.01［0.99~1.04〕〕[1]．また敗血症疑い患者の救急外来入室から抗菌薬投与までの時間について，1時間以内と比較し6時間以上の場合のみ，有意に不良転帰のリスクが高い結果も示されています〔6時間以上：OR 1.36［1.02~1.83〕，3~6時間：OR 0.91［0.70~1.12〕，1~3時間：OR 0.88［0.70~1.11〕〕[8]．SSCG 2021では，ショックを伴わない場合は，3時間以内に感染性あるいは非感染性の病因を迅速に評価したうえで抗菌薬投与の判断を行うことも提案されています[3]．

このように，**重症度により抗菌薬投与までの時間的制約を3~6時間以内等に緩和してその時間を病因診断や原因微生物類推にあてれば，標的を絞り込み，不必要かつ過剰な広域・多剤の抗菌薬投与を避けることが可能です．**

最新の日本版敗血症ガイドライン2024（J-SSCG 2024）（先行公開版）では，敗血症あるいは敗血症性ショックと認知した後，抗菌薬は可及的早期に開始するが，必ずしも1時間以内という目標は用いないことを弱く推奨しています（弱い推奨，エビデンスの質：低）[9]．推奨を作成するうえで施行された11の観察研究のメタ解析では，1時間以内の抗菌薬投与による院内死亡減少の望ましい効果はわずかでした〔1,000人あたり22人減少（57人減少，16人増加）〕．

今回の症例は敗血症性ショックであり，1時間以内の経験的抗菌薬投与のメリットが大きいと考えられます．

■3 経験的治療の決め方

1時間以内の経験的抗菌薬投与を行うことは，「広域抗菌薬を投与する」ことと同じではありま

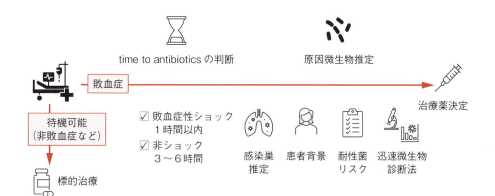

図1 経験的治療決定の概略
まず感染症＝経験的治療，ではないことに留意し，抗菌薬治療開始までに時間的制約があり原因微生物同定を待てない場合は経験的治療を行う．経験的治療を開始すると決めた場合，開始までの時間（time to antibiotics）がどの程度か，を重症度で判断する．その時間内に，原因微生物推定のために感染巣推定・患者背景聴取・耐性菌リスク評価・迅速微生物診断法を施行し，治療薬を決定する．

せん．不必要な広域抗菌薬曝露による患者デメリットに配慮し，時間的制約があるなかでも，より適切な経験的抗菌薬を選択する努力を行います．

経験的治療の決定法の概要を図1に示し，以下に解説します．

1) 感染巣を判断する
- 敗血症患者でも感染症診療の原則どおりに，まず感染巣を判断します．
- 自覚症状や他覚所見の病歴聴取を端的迅速に行います．
- 疫学情報も並行して参考にします．日本の疫学研究によれば，敗血症の原因感染巣には呼吸器，腹腔内，尿路，軟部組織が多く[10]，海外報告ではカテーテル関連感染症が加わります．
- これらを参考にしても感染巣が特定できない症例は一定数存在し，この場合は人工物感染，感染性心内膜炎，電撃性紫斑病やリケッチア症などに留意します．

2) 患者背景を評価する
- 同じ感染巣でも患者背景により原因微生物の想定が変化します（表1）．
- 患者家族からの問診や，カルテで情報収集を行います．入電時点で敗血症を疑った場合は，カルテを事前にチェックします．

3) 原因微生物を推定する
上記2項目から，原因微生物の推定が可能です．原因微生物ごとに使用すべき経験的抗菌薬が決まっているため，ここまでの過程が重要です．各感染症別の経験的治療薬はJ-SSCG 2024のTable 2-3-1にまとめられています[9]．

4) 迅速微生物診断法を実施する
上記に加え，迅速微生物診断法でさらに原因微生物の絞り込みを行います．

グラム染色は簡便性，迅速性の観点で今も最重要な迅速診断法の1つです．手技を自分で覚え，微生物検査室と協働して判読技術を高めましょう．このほか，各種の迅速抗原キット（A群溶連菌，肺炎球菌，レジオネラなど），質量分析（Sepsityper®など），遺伝子検査（FilmArray®，GeneXpert®など）等の新たな技術が臨床活用されています．ただし，偽陽性・偽陰性の可能性には注意が必要で，上記の原因微生物の推定が行われていることが迅速診断法の判読の前提です．

表1 感染症診療で評価すべき患者背景

背景	リスク因子・留意点
入院（1～3カ月以内）	緑膿菌感染症，MRSA感染症，ESBL産生菌感染症
抗菌薬曝露（半年～1年以内）	緑膿菌感染症，MRSA感染症，ESBL産生菌感染症
渡航歴	渡航先に応じて検討 ・国内：リケッチア感染症，SFTS ・海外：マラリア，ウイルス性出血熱，レプトスピラ症，薬剤耐性菌
耐性菌定着	各耐性菌の定着はその耐性菌感染症のリスク因子
市中感染か医療介護関連感染か	一般に市中感染症で緑膿菌カバーは不要

文献9を参考に作成
MRSA：methicillin-resistant *Staphylococcus aureus*（メチシリン耐性黄色ブドウ球菌）
ESBL：extended-spectrum β-lactamase（基質特異性拡張型βラクタマーゼ）
SFTS：severe fever with thrombocytopenia syndrome（重症熱性血小板減少症候群）

5) 耐性菌リスクを評価する

ここまで行ったうえで，耐性菌リスク評価を行います．

①アンチバイオグラム

各微生物の抗菌薬感受性は時と場所によって変化します．定期更新される各施設のアンチバイオグラムを，想定した原因微生物に対する経験的治療薬の妥当性を評価するために用います（図2）．

②評価すべき患者背景

表1の内容を改めて確認します．より具体的な耐性菌リスク因子を表2に示します．

●ここがポイント

感染巣を見極め，背景と耐性菌リスクを踏まえ治療薬を決める！

症例のつづき①

研修医：なるほど．この患者さんは，敗血症性ショックで，原因微生物が判明するまで待つ暇がないから，それを推測して抗菌薬を投与するのですね．

上級医：その通り．では，経験的治療に使う抗菌薬は何にしようか？

研修医：どうやって決めるか自信がないので，もう少し学びたいです．

2. 場面別の経験的治療

原因微生物の推測のもと決定した経験的抗菌薬の具体的な使い方を解説します．

1 耐性菌リスクが少ない場合

表1の通り，基本的に市中感染症の場合は緑膿菌の関与の可能性は低いと考えられます．その他，表2に記載したリスク因子のない症例では，広域抗菌薬の使用を避けます．

使用頻度の高い抗菌薬の用法用量や薬価について表3，4にまとめます．

2023年広島大学病院における感受性率（％）

陽性球菌

陽性球菌	株数	ビクシリン ABPC	ペニシリンG PCG	セファメジン CEZ	ロセフィン CTRX	マキシピーム CFPM	フロモキセフ FMOX	ユナシンS A/S	メロペン MEPM	バンコマイシン VCM	ゲンタシン GM	シプロキサン CPFX	クラビット LVFX	ダラシン CLDM
MSSA	165	58		100		100	100	100	100	100	80	80	82	91
MRSA	128	R		R		R	R	R	R	100	53	16	16	54
S. epidermidis	102	14		32		32	31	32	33	100	52	34	36	56
CNS*	80	17		38		38	38	38	38	100	65	45	45	77
E. faecalis	237	100		R		R	R	100	86	100	R	91	95	R
E. faecium	149	25						26	5	97		18	22	R
S. pyogenes	38	100	100	100		100	100	100	100			79	95	92
S. pneumoniae	46	85	89	48		92	50	78	63	100		65	91	46
S. agalactiae	57	100	100	96		100	100	100	100	100		56	56	63

陰性桿菌

陰性桿菌	株数	ビクシリン ABPC	ペントシリン PIPC	セファメジン CEZ	パンスポリン CTM	セフタジジム CAZ	セフォタックス CTX	ファーストシン CZOP	セフメタゾン CMZ	フロモキセフ FMOX	ユナシンS A/S	ゾシン T/P	メロペン MEPM	ゲンタシン GM	シプロキサン CPFX	バクタ ST
E. coli	383	50	56	58	67	70	69	72	96	97	69	95	99		55	78
K. pneumoniae	207	R	77	77	82	84	84	86	97	98	78	97	99		79	82
K. oxytoca	91	R	88	21	91	98	98	98	100	100	77	92	100		90	95
K. aerogenes	76	R	83		83	82	97	R	R	R		84	100		95	97
E. cloacae complex	167	R	83		80	75	96	R	R		87	99		89	92
C. freundii complex	79	R	75		78	78	97	R	R		85	100		87	87
P. mirabilis	55	80	87	53	93	95	93	93	100	100	100	100	100		84	73
S. marcescens	49	R	98		100	96	100	R	R		100	100		92	96
M. morganii	44	R	86	R	0	89	80	100	100	98	27	100	100		95	93
P. aeruginosa	197	R	87			91		94	R	R	R	88	87	100	87	R
A. baumannii complex	47	R	59			85	57	93	R	R	98	83	100		93	93
H. influenzae	40	33		30	25		98				50		98		98	
M. catarrhalis	34				100		100								100	92

【参考】陰性桿菌の各菌種に占めるESBL産生株の割合
E. coli 21.5%, K. pneumoniae 11.1%, K. oxytoca 1.6%, K. aerogenes 2.9%, E. cloacae 1.3%, C. freundii 2.8%, P. mirabilis 3.8%

嫌気性菌

嫌気性菌	株数	ビクシリン ABPC	ロセフィン CTRX	セフメタゾン CMZ	フロモキセフ FMOX	ユナシンS A/S	ゾシン T/P	メロペン MEPM	ダラシン CLDM	アネメトロ フラジール MNZ
B. fragilis	63	R	30	76	76	86	95	86	59	100
Non fragilis	50	R	12	33	55	76	84	94	49	100

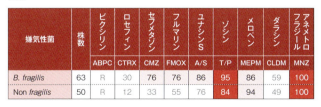

＊：CNSはS. epidermidisを含まない.

■ 推奨薬
R：自然耐性

図2　アンチバイオグラム

広島大学病院の2024年版アンチバイオグラムの一部. 定期的に更新される. 感染制御部の許可を得て掲載（一部改変）.
ABPC：アンピシリン, PCG：ベンジルペニシリン, CEZ：セファゾリン, CTRX：セフトリアキソン, CFPM：セフェピム, FMOX：フロモキセフ, A/S：アンピシリン・スルバクタム, MEPM：メロペネム, VCM：バンコマイシン, GM：ゲンタマイシン, CPFX：シプロフロキサシン, LVFX：レボフロキサシン, CLDM：クリンダマイシン, PIPC：ピペラシリン, CTM：セフォチアム, CAZ：セフタジジム, CTX：セフォタキシム, CZOP：セフォゾプラン, ST：スルファメトキサゾール・トリメトプリム, CMZ：セフメタゾール, T/P：ピペラシリン・タゾバクタム, MNZ：メトロニダゾール
MSSA：methicillin-susceptible *Staphylococcus aureus*（メチシリン感受性黄色ブドウ球菌）
MRSA：methicillin-resistant *Staphylococcus aureus*（メチシリン耐性黄色ブドウ球菌）
CNS：coagulase negative *Staphylococcus*（コアグラーゼ陰性ブドウ球菌）

表2 耐性菌のリスク因子

カルバペネム系を用いるべき 原因菌*による感染症	3カ月以内の抗菌薬投与 各耐性菌の保菌／定着
ESBL産生菌の定着または感染	3カ月以内の抗菌薬投与 12カ月以内の入院 ほかの医療介護関連施設からの搬送 30日以内の尿道カテーテル留置や侵襲的処置
緑膿菌による感染症	先行する1年以内の緑膿菌感染／定着 （肺炎の場合）慢性呼吸器疾患 先行抗菌薬投与 （肺炎の場合）先行する気管切開
MRSAによる感染症	3カ月以内の抗菌薬投与 MRSAの保菌
MRSAの保菌	直近の入院歴 医療介護施設への曝露 耐性菌への曝露 うっ血性心不全 糖尿病 慢性肺疾患 免疫抑制状態 腎不全

＊ESBL産生菌，多剤耐性緑膿菌，多剤耐性アシネトバクター
文献9を参考に作成

●処方例

　各薬剤の1回量（表3）を生理食塩液20 mLあるいは100 mLに溶解し※，30分〜1時間かけて点滴静注する.

　※初期蘇生輸液が終了した後，輸液量をできるだけ減らしたい場面では20 mLを選択.

　※救急外来など，繁忙度が極端に高くシリンジポンプや溶解の手間が医療従事者の負担となる場面では100 mLの抗菌薬溶解キット付き生理食塩液を選択.

---

2 抗緑膿菌薬を使うとき

1）いつ使うか

　抗緑膿菌活性をもつ抗菌薬は，緑膿菌による感染症の可能性が高い場合に限定します.

　リスク因子は複数報告されていますが，共通するのは「先行する緑膿菌感染／定着」と「抗菌薬使用歴」です[11, 12].この場合，表3のなかで，抗緑膿菌活性をもつ抗菌薬を選択します.

2）使い分け

　過去に緑膿菌感染／定着がある場合はその感受性も参考にして選択しますが，過去30日以内の緑膿菌感染症への抗緑膿菌薬の使用は，当該薬剤への耐性のリスク因子であるとするデータがあります[13].すなわち過去検出された緑膿菌に感受性があっても，その薬剤を30日以内に使用していた場合は今回の緑膿菌はその薬剤に耐性をもつ可能性があり，注意します.

3 カルバペネム系薬剤を使うとき

　不必要な広域抗菌薬への曝露が患者死亡の増加と関連する[5〜7]のは前述の通りです.カルバペネム系抗菌薬が経験的治療の第1選択となりうるのは，ESBLを産生する腸内細菌科グラム陰性桿菌による感染症が疑われる場合です.また，多剤耐性アシネトバクター，多剤耐性緑膿菌による感染症も同様ですが，日本ではこれらの感染症は稀とされます.

表3　経験的治療で用いられる抗菌薬

	薬剤名	略語	用法用量	薬価（円）	特に留意する副作用
セフェム系	セファゾリン	CEZ	1〜2 g 8時間ごと	346/瓶（1g）	
	セフォチアム	CTM	1〜2 g 6〜8時間ごと	373/瓶（1g）	
	セフメタゾール	CMZ	2 g 12時間ごと	486/瓶（1g）	ビタミンK代謝阻害→PT–INR延長
	フロモキセフ	FMOX	1〜2 g 6〜8時間ごと	1,286/瓶（1g）	
	セフォタキシム	CTX	1〜2 g 6時間ごと	799/瓶（1g）	
	セフトリアキソン	CTRX	2 g 24時間ごと	422/瓶（1g）	抗菌薬関連脳症
	セフタジジム*	CAZ	1〜2 g 8時間ごと	446/瓶（1g）	
	セフェピム*	CFPM	2 g 12時間ごと	522/瓶（1g）	抗菌薬関連脳症
	セフォゾプラン*	CZOP		956/瓶（1g）	
ペニシリン系	ベンジルペニシリン	PCG	400万U 4時間ごと	485/瓶（100万U）	高カリウム血症
	アンピシリン	ABPC	2 g 4時間ごと	818/瓶（2g）	
	アンピシリン・スルバクタム	ABPC/SBT	3 g 6時間ごと	778/瓶（3g）	
	ピペラシリン*	PIPC	3〜4 g 4〜6時間ごと	569/瓶（2g）	
	ピペラシリン・タゾバクタム	PIPC/TAZ	4.5 g 6時間ごと	1,195/瓶（4.5g）	腎障害（特にバイコマイシンとの併用時）
キノロン系	レボフロキサシン	LVFX	0.5 g 12時間ごと	2,889/キット（0.5 g/100mL）	QT延長，低血糖，痙攣，アキレス腱断裂，大動脈疾患
マクロライド系	アジスロマイシン	AZM	0.5 g 24時間ごと	1,954/瓶（0.5g）	QT延長，血管炎
カルバペネム系	メロペネム	MEPM	1 g 8時間ごと	656/瓶（0.5g）	痙攣　バルプロ酸との併用禁忌
	ドリペネム	DRPM	1 g 8時間ごと	762/瓶（0.25g）	
	イミペネム・シラスタチン	IPM/CS	0.5 g 6時間ごと	995/瓶（0.5g）	
その他	クリンダマイシン	CLDM	0.6〜0.9 g 8時間ごと	582/管（0.6g）	
	メトロニダゾール	MNZ	下記のいずれか ・初回15 mg/kg，以後7.5 mg/kg 6時間ごと ・初回15 mg/kg，以後1 g 12時間ごと ・初回投与なしで1.5 g 24時間ごと	1,188/瓶（0.5g）	抗菌薬関連脳症

*緑膿菌を考慮する場合の経験的治療で使用を検討する薬剤
文献9，17，18を参考に作成
薬価情報（参考値）は2024年12月時点のもの．

　　カルバペネム系抗菌薬の必要性予測を高い質で行う手法は現時点で開発されていませんが，リスク因子は複数報告されており参考にします（表2）[14]．
　　J-SSCG 2024先行公開版においても，経験的抗菌薬にカルバペネム系抗菌薬を含めるのはどのような場合か？ について情報提示が為されています[9]．

4 抗MRSA薬を使うとき

1）いつ使うか
　　カルバペネム系抗菌薬と同様に，抗MRSA薬（表4）も，MRSAを主とする耐性グラム陽性球

表4　抗MRSA薬

薬剤名	略語	用法用量	薬価（円）	特に留意する副作用・禁忌
バンコマイシン	VCM	初回25〜30 mg/kg，以後20 mg/kg 12時間ごと（TDMで調整）	648/瓶（0.5g）	red man症候群，腎障害，汎血球減少，偽膜性大腸炎
テイコプラニン	TEIC	10 mg/kgを3日間で5回投与（1,2日目は1日2回，3日目は1日1回），4日目以降は6.7〜10 mg/kgを1日1回（TDMで調整）	1,445/瓶（0.2g）	
ダプトマイシン	DAP	皮膚軟部組織感染症：4〜6 mg/kgを1日1回　菌血症・右心系感染性心内膜炎：8〜12 mg/kgを1日1回	9,015/瓶（0.35g）	横紋筋融解症，好酸球性肺炎，腎不全
リネゾリド	LZD	皮膚軟部組織感染症：400〜600 mg 12時間ごと　その他の感染症：600 mg 12時間ごと	9,864/瓶（0.6g）	可逆性の血球減少，代謝性アシドーシス，間質性肺炎

TDM：therapeutic drug monitoring（薬物血中濃度モニタリング）
文献17，18を参考に作成
薬価情報（参考値）は2024年12月時点のもの.

菌の関与を疑う場合に限定して使用します．リスク因子（表2）を参考にします[15]．

2）使い分け

抗MRSA薬の使い分けについては最新のガイドラインなどを参考にして決定します[16]．

J-SSCG 2024先行公開版においても，経験的抗菌薬に抗MRSA薬を含めるのはどのような場合か？について情報提示が為されています[9]．

以下に用法用量に特別な配慮が必要な薬剤を別記します．

●ベンジルペニシリン（PCG）

末梢静脈路から投与する場合，ペニシリンG 1回50〜400万単位を生理食塩液25〜200 mLへ溶解し，4時間ごとに点滴静注する．

※100万単位中に1.53 mEqのカリウムを含有するため，末梢静脈路からの投与では静脈炎に注意．また高カリウム血症にも注意

※末梢静脈路からの投与の場合，大量輸液の弊害（心不全，腎不全）に注意

●バンコマイシン（VCM）（体重50 kg，初回投与の場合）

バンコマイシン塩酸塩0.5 g静注用25〜30 mg/kg＝1.25〜1.5 gを生理食塩液20 mLあるいは100 mLに溶解し，1時間以上かけて点滴静注する．

※red man症候群（急速投与で顔面・頸部・躯幹の紅斑性充血，掻痒，血圧低下を生じる）を予防するため，1 gあたり60分以上かけて投与する

※therapeutic drug monitoring（TDM）を用いて用法用量を調整する．これまでトラフ値による調整が為されてきたが2022年のガイドライン[19]からAUC（area under the curve）での評価が推奨されており，薬剤師と相談する

● ここがポイント
過去の耐性菌定着/感染と抗菌薬使用歴を確認する!

βラクタム系の持続投与または投与時間の延長

βラクタム系(セフェム系,ペニシリン系,カルバペネム系)の抗菌薬は最小発育阻止濃度(minimum inhibitory concentration:MIC,その細菌の増殖を阻止するための必要最少量)を血中濃度が超える時間(time above MIC)が長いほど効果を発揮することが知られています.この観点から,βラクタム系抗菌薬は投与回数を頻回にする(6時間ごとなど)のが一般的です.

近年,集中治療領域で,time above MICをより長く維持するためにβラクタム系抗菌薬を持続投与または投与時間を延長する手法の有効性が明らかになってきました.J-SSCG 2024先行公開版では17編の無作為化比較試験(randomized controlled trial:RCT)のメタ解析により,βラクタム系抗菌薬の持続投与または投与時間延長が患者死亡を1,000人あたり53人減少(96人減少~0人減少)する結果であったことを踏まえ,この手法を推奨しています(弱い推奨,エビデンスの質:中).

● 持続点滴静注の処方例[20]

* ピペラシリン・タゾバクタム
1日投与量18 gを生理食塩液100 mLへ溶解し,24時間持続点滴静注する.
※室内気温で24時間の安定性がある

* メロペネム
1回投与量1 gを生理食塩液20 mLへ溶解し8時間持続点滴静注する.これを1日3回投与する.
※室内気温で8時間の安定性がある
※具体的な用法用量は各施設で薬剤師・看護師と協議して決定する

症例のつづき②

研修医:急いでご家族に聞いてきました.この患者さんは,これまで入院歴もなく,抗菌薬投与を受けたこともほとんどないようで,耐性菌のリスク因子であてはまるものはなさそうです.アレルギーも指摘されたことがないとのことです.

上級医:よい問診だね.抗菌薬はどうしようか?

研修医:(感染症の解説本を見ながら)結石性腎盂腎炎だから…大腸菌やクレブシエラ,プロテウス属が頻度の高い原因菌のようです.セフトリアキソンはどうでしょうか?

上級医:それで行ってみよう.微生物検査結果も忘れず確認しようね!

おわりに

　敗血症性ショック患者における経験的抗菌薬治療について解説しました．日々の診療の参考になれば幸いです．

引用文献

1) Seymour CW, et al：Time to Treatment and Mortality during Mandated Emergency Care for Sepsis. N Engl J Med, 376：2235-2244, 2017（PMID：28528569）

2) Ferrer R, et al：Empiric antibiotic treatment reduces mortality in severe sepsis and septic shock from the first hour：results from a guideline-based performance improvement program. Crit Care Med, 42：1749-1755, 2014（PMID：24717459）

3) Evans L, et al：Surviving Sepsis Campaign：International Guidelines for Management of Sepsis and Septic Shock 2021. Crit Care Med, 49：e1063-e1143, 2021（PMID：34605781）

4) Marik PE, et al：POINT：Should the Surviving Sepsis Campaign Guidelines Be Retired？Yes. Chest, 155：12-14, 2019（PMID：30616719）

5) Rhee C, et al：Prevalence of Antibiotic-Resistant Pathogens in Culture-Proven Sepsis and Outcomes Associated With Inadequate and Broad-Spectrum Empiric Antibiotic Use. JAMA Netw Open, 3：e202899, 2020（PMID：32297949）

6) Kett DH, et al：Implementation of guidelines for management of possible multidrug-resistant pneumonia in intensive care：an observational, multicentre cohort study. Lancet Infect Dis, 11：181-189, 2011（PMID：21256086）

7) Jones BE, et al：Empirical Anti-MRSA vs Standard Antibiotic Therapy and Risk of 30-Day Mortality in Patients Hospitalized for Pneumonia. JAMA Intern Med, 180：552-560, 2020（PMID：32065604）

8) Taylor SP, et al：The Association Between Antibiotic Delay Intervals and Hospital Mortality Among Patients Treated in the Emergency Department for Suspected Sepsis. Crit Care Med, 49：741-747, 2021（PMID：33591002）

9) 日本集中治療医学会：日本版敗血症診療ガイドライン2024．2024
https://www.jsicm.org/news/news240606-J-SSCG2024.html

10) Imaeda T, et al：Trends in the incidence and outcome of sepsis using data from a Japanese nationwide medical claims database-the Japan Sepsis Alliance（JaSA）study group. Crit Care, 25：338, 2021（PMID：34530884）

11) Cillóniz C, et al：Community-Acquired Pneumonia Due to Multidrug- and Non-Multidrug-Resistant Pseudomonas aeruginosa. Chest, 150：415-425, 2016（PMID：27060725）

12) von Baum H, et al：Community-acquired pneumonia through Enterobacteriaceae and Pseudomonas aeruginosa：Diagnosis, incidence and predictors. Eur Respir J, 35：598-605, 2010（PMID：19679601）

13) El Amari EB, et al：Influence of previous exposure to antibiotic therapy on the susceptibility pattern of Pseudomonas aeruginosa bacteremic isolates. Clin Infect Dis, 33：1859-1864, 2001（PMID：11692297）

14) Goodman KE, et al：A Clinical Decision Tree to Predict Whether a Bacteremic Patient Is Infected With an Extended-Spectrum β -Lactamase-Producing Organism. Clin Infect Dis, 63：896-903, 2016（PMID：27358356）

15) McKinnell JA, et al：A systematic literature review and meta-analysis of factors associated with methicillin-resistant Staphylococcus aureus colonization at time of hospital or intensive care unit admission. Infect Control Hosp Epidemiol, 34：1077-1086, 2013（PMID：24018925）

16)「MRSA感染症の診療ガイドライン2024」（MRSA感染症の診療ガイドライン作成委員会/編），日本化学療法学会，日本感染症学会，2024

17)「ER・ICU 300のくすり」（志馬伸朗/編），中外医学社，2023

18)「日本語版 サンフォード感染症治療ガイド2022（第52版）」（Gilbert DN, 他/編，菊池 賢，橋本正良/日本語版監修），ライフサイエンス出版，2022

19) 日本化学療法学会，日本TDM学会：抗菌薬TDM臨床実践ガイドライン2022．日本化学療法学会雑誌，70：1-72, 2022
https://www.chemotherapy.or.jp/uploads/files/guideline/tdm2022.pdf

20) Dulhunty JM, et al：Continuous vs Intermittent β -Lactam Antibiotic Infusions in Critically Ill Patients With Sepsis：The BLING Ⅲ Randomized Clinical Trial. JAMA：2024（PMID：38864155）

プロフィール

石井潤貴（Junki Ishii）
広島大学大学院 医系科学研究科 救急集中治療医学
詳細はp.23.

第 1 章 敗血症性ショック

場面 3：抗菌薬の選択

6. 標的治療

北川浩樹

● Point ●

・微生物検査結果を参考に，経験的治療から標的治療へ変更する

・微生物検査は，段階的に結果が返ってくる

・培養で検出された菌がすべて治療対象となるわけではない

・患者背景，感染臓器，原因微生物によって治療期間を決定する

はじめに

　前稿（第1章-5）では経験的治療の考え方を解説しました．本稿では，微生物検査結果を参考に経験的治療から標的治療へ変更する際の考え方について解説します．

症例の経過

研修医：微生物検査の結果が返ってきました．尿培養と血液培養から*Escherichia coli*（大腸菌）が検出されたみたいです．

上級医：薬剤感受性試験の結果はいつごろわかるか，微生物検査室に聞いてみた？ 微生物検査は，一度にすべての結果が返ってくるわけではないから，どのタイミングで何の検査結果が判明するのか知っておくといいよ．あと，薬剤耐性について追加の情報がないかも微生物検査室に聞きに行ってみよう．

（微生物検査室を訪問中）

上級医：微生物検査技師さんに確認したところ，選択培地の結果からextended-spectrum β-lactamase（ESBL：基質特異性拡張型 β-ラクタマーゼ）産生菌ではなさそうだね．薬剤感受性結果は明日わかるそうだよ．

研修医：もうこんな情報がわかるのですね！ 感受性結果がわかってから判断できるのだと思っていました．そうすると，この患者さんではESBL産生菌のリスクが低いと考えて経験的治療としてセフトリアキソンを投与していますが（前稿参照），*E. coli*に対しての治療は今のままでよいのでしょうか？

上級医：よい質問だね．ここまでの治療の効果はどう考える？

研修医：患者さんの状態は改善してきていると思います．

上級医：ESBL非産生大腸菌とわかっていて，かつその評価なら，大丈夫そうだね．明日，薬剤感受性を確認してみよう．

レジデントノート　Vol. 26　No. 17（増刊）2025　　43 *(3017)*

この患者さんの大腸菌菌血症の原因は結石性腎盂腎炎だけど，感染巣のコントロールは大丈夫かな？

研修医：泌尿器科にコンサルトして，尿管ステントを挿入していただき，閉塞は解除されています．

上級医：感染巣のコントロールもばっちりだね！

1. 標的治療の考え方

1 標的治療と de-escalation

感染臓器を同定し，原因微生物の菌名や薬剤感受性が判明した時点で最適な抗菌薬を選択しなおすことを標的治療といいます．敗血症診療では，初期に広域抗菌薬が投与されることが多いですが，広域抗菌薬の不適切な使用は薬剤耐性を助長し医療コストの増加につながるため，判明した原因微生物をターゲットにより狭域な抗菌薬に変更することを検討します（de-escalation）[1]．もちろん，経験的治療でカバーできていない微生物が原因であると判明した場合にも，その原因微生物をターゲットとした抗菌薬に変更します．J-SSCG 2024でも「敗血症に対する抗菌薬治療で，de-escalationを弱く推奨する（GRADE 2C）」と記載があります[1]．

例えば今回の症例は感染巣が尿路感染症，菌血症で，原因微生物がESBL非産生大腸菌なので，標的治療についてJ-SSCG 2024のTable2-3-2[1]を参考に考えてみましょう．選択する抗菌薬は薬剤感受性結果によって異なっており，①アンピシリン（ABPC）に感性の場合，ABPC 1〜2 g 6時間ごと，②ABPC耐性・セファゾリン（CEZ）感性の場合，CEZ 2 g 8時間ごと，③ABPC耐性・CEZ耐性・セフトリアキソン（CTRX）感性の場合，CTRX 1〜2 g 24時間ごと，と記載されています．今回の症例では，まだ薬剤感受性結果が出ていませんので，セフトリアキソンによる治療を継続して結果を待つことになりそうです．

2 微生物検査の考え方

微生物検査は，血液検査と違って段階的に結果が返ってきます（図）．病院によって使用している培地や機器が異なるので，結果の出る順序が異なることがありますが，まずグラム染色結果，その後に菌種同定，そして薬剤感受性結果が返ってきます．選択培地や遺伝子検査などを使用すれば，薬剤感受性結果がわかる前に薬剤耐性があるかどうか〔MRSA（methicillin-resistant *Staphylococcus aureus*：メチシリン耐性黄色ブドウ球菌）やESBL産生菌など〕がわかることもあります．そのため，追加の情報がわかるたびに抗菌薬の適正化を行っていきます．

さらに大切なことは，各種培養検査で検出された微生物をすべて治療対象としないことです．血液や髄液などの無菌検体から検出した微生物は基本的に治療対象として問題ありません．しかし，喀痰などの常在菌も一緒に検出される可能性が高い検体の場合には，注意が必要です．つい微生物検査の「菌種と薬剤感受性」の結果のみを見て，記載されている微生物をすべて治療対象としたくなると思いますが，**提出した検体の質，グラム染色結果や治療開始後の患者さんの臨床経過を合わせて標的治療を選択する必要があります**．

●ここがピットフォール

培養検査陽性＝治療対象　ではない！

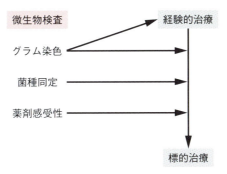

図　微生物検査結果による抗菌薬の段階的な適正化

2. 感染巣のコントロール

　今回の症例のように結石などによる閉塞起点のある症例や膿瘍形成をしている症例では，いくら適切な抗菌薬を投与していてもそれだけでは患者の状態は改善しません．感染巣を同定したら通過障害への介入が必要ないか，ドレナージできる膿瘍はないかなど感染巣のコントロールが必要な病態ではないかを意識しましょう．

●ここがポイント
感染巣コントロールができていなければ，感染症は改善しない．

症例のつづき

研修医：薬剤感受性結果が表のように判明したのですが，どの薬剤もS（感性）のようです．どれにしたらよいのでしょうか．MIC値（minimum inhibitory concentration：最小発育阻止濃度）を見ると，メロペネムとシプロフロキサシンがMIC値≦0.25で低いのでよく効きそうなのですが…．患者さんの状態はよくなっているようなのですが，メロペネムに変更したほうがよいでしょうか．

上級医：今回は血液培養と尿培養からは大腸菌しか生えていないので，大腸菌のみをターゲットにして問題なさそうだね．susceptible（感性）やresistant（耐性）の判定を行うMIC値は，各薬剤によって異なるから，各薬剤のMIC値を比べてどちらがより効果があるとはいえないんだよ．Clinical and Laboratory Standards Institute（CLSI）の判定基準※では，大腸菌だとアンピシリンは≦8でSだけど，メロペネムは≦1でSと判定しているよ．薬剤感受性結果が返ってきたら，感性でより狭域な抗菌薬に変更しよう．

※「CLSI M100 free」で検索もしくは「https://clsi.org/all-free-resources/」にアクセスすると「CLSI Micro Free」（2024年度版は，ED34：2024）を見ることができます（現在，閲覧にはメールアドレスの入力が必要です）．大腸菌については，「Table 2A-1. Zone Diameter and MIC Breakpoints for Enterobacterales（excluding Salmonella/Shigella）」を参照ください．

表　症例の微生物検査結果

抗菌薬	MIC値	判定
アンピシリン（ABPC）	2	S
セファゾリン（CEZ）	1	S
セフメタゾール（CMZ）	≦ 1	S
セフトリアキソン（CTRX）	≦ 1	S
メロペネム（MEPM）	≦ 0.25	S
シプロフロキサシン（CPFX）	≦ 0.25	S

血液培養，尿培養：*E. coli*（大腸菌），ESBL確認試験：陰性.
MIC：minimum inhibitory concentration, S：susceptible（感性）.

研修医：わかりました．アンピシリンに変更しようと思います．
上級医：いいね．この患者さんは全身状態の改善に伴って腎機能も改善してきているので，今日の採血結果で腎機能を確認して，投与量を調整しようか．治療期間はどうする？
研修医：CRPが陰性になるまで投与すると前の診療科では教わりました．
上級医：….

3. 治療期間の設定

　治療期間は，患者背景，感染臓器と原因微生物によって決まります[1]．治療期間が短すぎる場合には治療失敗や再燃に，長すぎる場合には薬剤耐性菌の問題や *Clostridioides difficile* 感染症（CDI）のリスク増加につながります．治療期間は，各ガイドラインやUpToDateなどを参考にしましょう．

▮ CRPは指標になるか？

　CRPを抗菌薬治療中止の指標とする報告もあります．例えば，グラム陰性桿菌菌血症患者に対して，7日間治療群，14日間治療群，CRPガイド群（CRPがピーク値から75％低下かつ48時間解熱が得られた時点で抗菌薬終了）に分けて治療30日目の治療失敗をアウトカムにした研究があります[2]．この研究では，7日間治療群とCRPガイド群は，14日間治療群に対して非劣性で，CRPガイド群の治療期間は中央値7日間（四分位区間：6～10日間）でした．ただこの研究には，治療失敗率が事前に想定した失敗（非劣性マージン）より低かった点，特にCRP群でプロトコール違反が多かった点など問題もあります．また，少なくともCRP陰性化を指標とはしていないことには注目すべきです．J-SSCG 2024でも，「敗血症に対してプロカルシトニン（PCT）を指標とした抗菌薬治療中止を行うことを弱く推奨する」[1] としていますが，CRPについて推奨はされていません．CRP低下は感染症治療期間の指標にはなるかもしれませんが，非感染症などほかの要因でも上昇するためCRPだけを指標にして抗菌薬治療期間を決定する必要はありません．

●ここがポイント
CRP陰性化＝治療終了　ではない！

2 治療期間を短縮できるか？

　今回の症例のような複雑性腎盂腎炎の治療期間は，10～14日間のことが多いですが，最近ではより短い治療期間でも問題ないという論文も出ています[3]．ほかの感染症でも治療期間をより短くできるという研究が多く報告されています[4,5]．

　治療期間の設定には，治療開始後に患者さんがよくなっているのか適切な経過観察が必要です．腎盂腎炎の場合は2～3日間発熱が続くことが多いです[6]．今回の症例のように閉塞起点を解除し，適切な抗菌薬を使用していても発熱が続く場合には感染巣のコントロールの不良も考えます．腎膿瘍などの合併症を考慮して画像検索をしましょう．

おわりに

　経験的治療から，微生物検査の結果を参考に標的治療へ変更する際の考え方について解説しました．段階的に返ってくる微生物検査結果を参考に，各症例で経験的治療から標的治療へ変更してください．

引用文献

1) 日本集中治療医学会：日本版敗血症診療ガイドライン2024．2024
https://www.jsicm.org/news/news240606-J-SSCG2024.html

2) von Dach E, et al：Effect of C-Reactive Protein-Guided Antibiotic Treatment Duration, 7-Day Treatment, or 14-Day Treatment on 30-Day Clinical Failure Rate in Patients With Uncomplicated Gram-Negative Bacteremia：A Randomized Clinical Trial. JAMA, 323：2160-2169, 2020（PMID：32484534）

3) McAteer J, et al：Defining the Optimal Duration of Therapy for Hospitalized Patients With Complicated Urinary Tract Infections and Associated Bacteremia. Clin Infect Dis, 76：1604-1612, 2023（PMID：36633559）

4) Spellberg B：The Maturing Antibiotic Mantra："Shorter Is Still Better". J Hosp Med, 13：361.362, 2018（PMID：29370317）

5) Lee RA, et al：Short-course antibiotics for common infections：what do we know and where do we go from here? Clin Microbiol Infect, 29：150-159, 2023（PMID：36075498）

6) Behr MA, et al：Fever duration in hospitalized acute pyelonephritis patients. Am J Med, 101：277-280, 1996（PMID：8873489）

参考文献・もっと学びたい人のために

1)「グラトレ」（浦上宗治/著），じほう，2023
　↑グラム染色を活用した症例をベースに抗菌薬選択の考え方をまとめた参考書．

2)「抗微生物薬のマネジメント戦略」（倉井華子，伊東直哉/監；寺田教彦/著），中外医学社，2024
　↑抗微生物薬選択の考え方を対話形式で読みやすく記載した参考書．

プロフィール

北川浩樹（Hiroki Kitagawa）
広島大学病院 感染症科
専門：感染症診療，微生物検査
今興味のある事柄：培養を介さない末梢血からの菌血症診断
微生物検査は奥が深く，私はすっかり魅了されています．微生物検査室には，カルテに反映されていない情報がたくさんあるので，ぜひ微生物検査室へ行って目の前の患者さんの検体からどのような微生物が分離・同定されているのか確認しましょう．

第1章　敗血症性ショック

第1章	敗血症性ショック

場面4：気管挿管
7. 鎮痛薬

岡﨑裕介

● Point ●

・気管挿管のための麻酔の三要素として鎮痛，鎮静，筋弛緩が重要である

・挿管時の重大な臨床イベントは適切な鎮痛・鎮静により防げる場合もある

・重大な副作用に対応できるようにする

▌症例の経過

　初期輸液，昇圧薬の使用，適切な抗菌薬まで投与したにもかかわらず，代謝性アシドーシスの進行を認めた．呼吸数も低下せず，努力呼吸が顕著である．改善のためには人工呼吸器による呼吸補助が必要と判断された．

　患者は不穏状態であり，high flow nasal cannula（HFNC：高流量鼻カヌラ）やnon-invasive positive pressure ventilation（NPPV：非侵襲的陽圧換気）での補助は困難と判断し気管挿管することとした．

研修医：初期輸液や昇圧薬を投与したのに呼吸状態は改善しません．

上級医：発熱に伴って酸素消費量が増えているようだね．鎮静のうえ，気管挿管と人工呼吸管理で酸素需要供給バランスを整えていこう．挿管に必要な薬剤は準備できるかな？

研修医：鎮痛薬，鎮静薬，筋弛緩薬を使用することは知っていますが，薬剤が多くてわからないです．

上級医：確かに麻酔の三要素は鎮痛，鎮静，筋弛緩だね．まずは鎮痛薬について準備してみよう．

研修医：たしか麻薬を使うような気が….

上級医：きちんと整理してみよう！

1. 気管挿管の選択肢

❶ RSI（rapid sequence induction/intubation：迅速導入気管挿管）

　鎮痛薬，鎮静薬，筋弛緩薬を投与後に，原則としてマスク換気をすることなく挿管を実施する方法です．嘔吐のリスクがある患者などに実施されますが，換気困難が予想される患者には適応しません．マスク換気を実施しないため，十分な前酸素化が必要となります．前酸素化の方法と

してはリザーバー付きマスクによる高流量酸素投与のほかに，NPPVやHFNCを選択してもよいです[1]．

② DSI（delayed sequence induction/intubation：遅延導入気管挿管）

鎮痛薬，鎮静薬，筋弛緩薬を投与した後にマスク換気を実施し，酸素化とマスク換気ができることを確認した後に挿管を実施する方法です．嘔吐のリスクが少ない予定手術患者に対して実施されます．

いずれの方法にしても，麻酔の三要素である鎮痛，鎮静，筋弛緩は重要です．RSI・DSIの適応や禁忌などについては**第1章-8**もご参照ください．

> **症例のつづき①**
>
> 研修医：救急隊からの報告では，患者さんは搬送前に水を飲んでいたとのことです．
> 上級医：嘔吐のリスクがあるね．今回はRSIで挿管しようか．

2. 挿管時に使う鎮痛薬

挿管手技は苦痛を伴う処置であり，手技の際は十分な鎮痛薬や鎮静薬を用いる必要があります．適切な鎮痛薬や鎮静薬を用いずに挿管すると，挿管時に嘔吐し誤嚥したり，血圧が変動したりします．ある研究では挿管時に45.2％の患者で少なくとも1つの重大な臨床イベントが発生し，そのうち低血圧など循環不全が42.6％，低酸素血症が9.3％であり，心停止も3.1％に発生したと報告されています[2]．これらの合併症は適切な鎮痛，鎮静で防げる場合もあります．

挿管時に十分な鎮痛を達成するためには，麻薬性鎮痛薬（オピオイド）のフェンタニル，麻薬拮抗性鎮痛薬のブプレノルフィンなどが用いられます．

■ オピオイド（図）

オピオイドとはオピオイド受容体に結合する物質の総称です．オピオイド受容体はμ（ミュー），δ（デルタ），κ（カッパ）の3種類が知られており，オピオイドは主にμ受容体へ結合することで鎮痛作用を発揮します．

μ受容体はμ_1，μ_2のサブタイプが知られており，μ_1は脳に，μ_2は脊髄に分布しています．μ_1は鎮痛，徐脈，悪心・嘔吐，掻痒感に関与し，μ_2は鎮痛，鎮静，呼吸抑制，消化管運動抑制に関与します．代表的なオピオイドの副作用である便秘はμ_2受容体の消化管運動抑制により生じます．

3. 主な薬剤（表）

① フェンタニル（商品名：フェンタニル）

1）特徴

フェンタニルはきわめて強力な鎮痛薬であり，その強さはモルヒネの100倍程度といわれてい

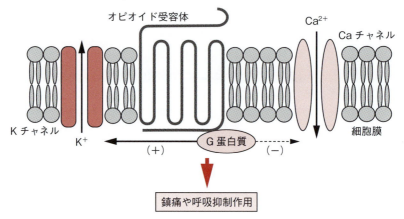

図 オピオイド受容体
オピオイド受容体のμ，κ，δの構造には大きな差はないため同一の物として記載した．オピオイド受容体は7回膜貫通蛋白でG蛋白質共役型受容体である．受容体にオピオイドが結合するとG蛋白質を介して細胞内に情報が伝わり，Caチャネル開口抑制やKチャネル開口促進作用により薬理作用を発現するとされる．

表 挿管時に使う鎮痛薬

	静注での投与量	効果発現までの時間	効果持続時間	持続投与	薬価
フェンタニル	1.5〜8 μg/kg	1分未満	30分〜1時間	0.5〜5 μg/kg/時	242円（0.1 mg/2 mL）
ブプレノルフィン	0.1〜0.2 mg	1分未満	4〜10時間	行わないことが多い	67円（0.2 mg/1 mL）

薬価情報（参考値）は2024年12月時点のもの．

ます．フェンタニルはオピオイド受容体のμ受容体に結合することで作用します．用量を増やすほど高い鎮痛効果が得られますが，副作用も増えます．

2）主な適応
麻酔導入時の鎮痛，激しい疼痛の鎮痛に対して用います．

3）規格・投与量
・規格
　0.1 mg/2 mL，0.25 mg/5 mL，0.5 mg/10 mLがあります．
　すべて50 μg/1 mLの濃度です．
・投与量
　麻酔導入時：1.5〜8 μg/kg（0.03〜0.16 mL/kg）
　持続投与時：0.5〜5 μg/kg/時（0.01〜0.1 mL/kg/時）
　投与例：50 kgなら導入として75 μg（1.5 mL）投与し，25〜250 μg（0.5〜5 mL）/時で持続点滴静注．
・効果発現までの時間：1分未満
・効果持続時間：30分〜1時間

4）主な副作用
・呼吸抑制：投与に伴い呼吸数はすみやかに減少します．患者さんによっては強く呼吸が抑制される可能性もあり，鎮静薬や筋弛緩薬投与前であっても呼吸数の変化には注意を払います．

・筋強直・喉頭痙攣：筋強直や喉頭痙攣で換気ができなくなることがあります[3]．この場合は筋弛緩薬を投与し換気と気管挿管を実施します．
・腸蠕動運動阻害：オピオイド誘発性便秘症に対してはナルデメジン（商品名：スインプロイク®）が適応となります．詳しくは排便管理の項目（**第2章-8**）を参照ください．

2 ブプレノルフィン（商品名：レペタン®，ブプレノルフィン）

1）特徴

ブプレノルフィンはオピオイド受容体のなかで κ 受容体に結合し，痛覚伝導系の抑制により鎮痛効果を発揮します．麻薬拮抗作用も有し，その強さはナロキソンと同程度といわれています．そのため，オピオイドなど麻薬性鎮痛薬をもともと使用されている患者さんや麻薬中毒者などでは使用しにくいです．麻薬は移動ができない麻薬金庫での管理が必要ですが，ブプレノルフィンであれば鍵つきの薬剤庫で管理が可能です．また，麻薬処方せんが不要であり，すぐに使用することが可能です．

2）主な適応

麻酔補助，術後などの鎮痛．

3）規格・投与量

・規格

0.2 mg/1 mL，0.3 mg/1.5 mL があります．

すべて 0.2 mg/1 mL の濃度です．

・投与量

麻酔補助を目的とする場合：0.1 〜 0.2 mg（0.5 〜 1 mL）

ブプレノルフィン 0.2 mg/1 mL はフェンタニル 0.1 mg/2 mL と同等の力価です．

・効果発現までの時間：1分未満

・効果持続時間：4 〜 10 時間

4）主な副作用

・呼吸抑制：呼吸抑制から呼吸停止に陥った症例報告があります（コラム「フェンタニルによる呼吸抑制を拮抗したいとき」参照）．

Advanced Lecture

■ レミフェンタニル（商品名：レミフェンタニル）

2007年に日本でも発売された新規オピオイドです．2022年からは「集中治療における人工呼吸中の鎮痛」の適応が追加されたため，使用する施設が増えています．

構造的にフェンタニルと類似しており，μ オピオイド受容体に結合します．代謝は速く非特異的エラスターゼで分解されるため，代謝・排泄は肝機能や腎機能に左右されません．剤形は2 mg もしくは5 mg の粉末で生理食塩液またはブドウ糖液で溶解して使用します．使用方法では増量や減量の時間間隔と量に指定があるため注意が必要です．

●処方例
- 成人：0.025μg/kg/分で開始．通常0.25μg/kg/分で持続投与．

  増量：0.1μg/kg/分までは5分以上の間隔で0.025μg/kg/分ずつ増量．
  　　　0.1μg/kg/分を超える場合には5分以上の間隔で25〜50％の範囲で増量．

  投与速度の上限：0.5μg/kg/分を超えない．

  減量：0.1μg/kg/分以上で持続投与している場合は5分以上の間隔で最大25％の範囲で減量
  　　　0.1μg/kg/分以下で持続投与している場合は0.025μg/kg/分ずつ減量

  終了時：10分以上の間隔で最大25％ずつ減量させ，0.025μg/kg/分を目安として投与終了する．

- 小児：1歳以上の小児ではほかの全身麻酔薬を必ず併用．0.025μg/kg/分で開始．通常0.25μg/kg/分で持続投与．

  増量：2〜5分の間隔で25〜100％の範囲で増量．最大でも1.3μg/kg/分を超えない．

  減量：2〜5分の間隔で25〜50％の範囲で減量．

フェンタニルによる呼吸抑制を拮抗したいとき

　フェンタニルによる重大な副作用に呼吸抑制があります．適切な投与量であれば呼吸数が減少する一方で，1回換気量は大きくなるため分時換気量はさほど低下しません．しかし過量投与では1回換気量も低下するため二酸化炭素の貯留により，呼吸性アシドーシスをきたします．最悪の場合，無呼吸となりますが，その場合にはすぐに補助換気と気管挿管をします．しかし気管挿管が困難な場合など自発呼吸を回復したい場合には，拮抗薬であるナロキソンの投与を行います．

●ナロキソンの処方例
- 規格：0.2 mg/1 mL
- 投与量：1回0.2 mg/1 mL
- 使用方法：効果が不十分な場合，追加投与可能
- 注意点：頻脈や血圧上昇を伴うことがあるため，循環器疾患や出血のリスクがある患者さんへの使用は注意が必要

症例のつづき②

上級医：鎮痛薬の使い方について理解できたと思うから，今回はフェンタニルを用いて鎮痛をしてみよう．

研修医：はい．体重が推定50 kgですので，75μgを投与したいと思います．

上級医：適切な量だね．次は鎮静薬の投与だね．

おわりに

　「痛みをとる」ことは気管挿管に限らず，すべての患者さんに重要な要素です．PADIS（Prevention and Management of Pain, Agitation/Sedation, Delirium, Immobility, and Sleep Disruption）ガイドラインには「成人重症患者は安静時でも，標準的ケアの処置中でも，中等度～重度の痛みを自覚している．痛みは，『実践的あるいは潜在的な組織の損傷，あるいはそれらに類似する損傷に関連する不快な感覚的・感情的な経験』と定義される．痛みを感じている人が訴えていることは『すべて』，『いつでも』痛みが存在すると考えなければならない」[4]とあります．鎮静されていると痛みがわかりにくくなりますが，十分な鎮痛は良好な療養環境の第一歩です．患者さんをよく診察し痛みをとってあげましょう．

引用文献

1) Acquisto NM, et al：Society of Critical Care Medicine Clinical Practice Guidelines for Rapid Sequence Intubation in the Critically Ill Adult Patient. Crit Care Med, 51：1411-1430, 2023（PMID：37707379）

2) Russotto V, et al：Intubation Practices and Adverse Peri-intubation Events in Critically Ill Patients From 29 Countries. JAMA, 325：1164-1172, 2021（PMID：33755076）

3) Stucke AG, et al：Editorial：Opioid-induced respiratory depression：neural circuits and cellular pathways. Front Physiol, 14：1348910, 2023（PMID：38179143）

4) Devlin JW, et al：Clinical Practice Guidelines for the Prevention and Management of Pain, Agitation/Sedation, Delirium, Immobility, and Sleep Disruption in Adult Patients in the ICU. Crit Care Med, 46：e825-e873, 2018（PMID：30113379）

プロフィール

岡﨑裕介（Yusuke Okazaki)
広島大学 放射線災害医療総合支援センター 特任助教
専門：救急医学，集中治療医学，放射線災害
帝京大学在学中に唯一追試験になったのが救急科でした．救急集中治療医には絶対ならないと思っていましたが人生はわからないものです．救急集中治療医になっても後悔はなく毎日楽しく臨床に挑んでいます．

| 第1章 | 敗血症性ショック |

場面4：気管挿管
8. 鎮静薬

難波剛史

●**Point**●

・ケタミンは低血圧になりにくいため，ショック患者の鎮静に使用しやすい

・プロポフォールは"切れ味"のよい鎮静薬だが，血圧低下をきたしやすくショック患者には不向きである

・ミダゾラムは拮抗薬のある鎮静薬であり，DSIに使用しやすい

症例の経過

　患者さんの呼吸数は徐々に増加して30回/分となった．呼吸様式は努力様で，意識は朦朧としている．

上級医：気管挿管時の鎮痛薬については確認できたね．鎮静薬は何を準備する？
研修医：え…とりあえずミダゾラムですかね？ 確か，フェンタニルとロクロニウムと一緒に全部一気に投与して….
上級医：迅速導入のことを言っているのかな？ 鎮静薬も，それぞれ薬剤の特徴とそれらを活かした使い方があるから，一緒に確認していこう．

はじめに

　気管挿管する際には，挿管手技に伴う苦痛を取り除き手技を容易にするために，薬剤投与を行う必要があります．前稿（**第1章-7**）では鎮痛薬について勉強しました．本稿ではそれと同時に使用する場面の多い鎮静薬について知識を深めましょう．

1. ER/ICUで気管挿管ってどうするの？

　救急集中治療領域の現場ではABCDに異常がある場合に気管挿管を考慮しますが，そのような場面は緊急であるがゆえに，しばしばフルストマックの状態で行われます．また，重症患者は内因性カテコラミンにより覚醒下で何とか血圧を維持していることが多く，鎮静により容易に血圧低下を起こすため，薬剤の種類や投与量には注意が必要です．さらに，ショックの患者は酸素需給バランスが崩れ，低酸素血症を伴うことも少なくなく，不穏になり十分な酸素投与ができない

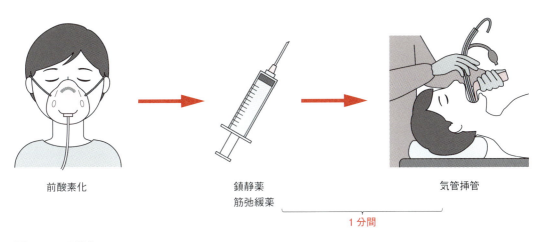

図1　RSIの流れ
　　　RSIは前酸素化を行ってから鎮静薬と筋弛緩薬を投与する．

場面も経験します．そこで，本稿では挿管時の合併症を避け安全に気管挿管を行う手法について解説します．誤嚥予防を主目的としたRSIと，前酸素化を意識したDSIについて紹介します．

1 RSI（rapid sequence induction/intubation：迅速導入気管挿管）

　鎮痛/鎮静薬と筋弛緩薬を同時に投与し，マスク換気をせずにすぐに気管挿管を行う迅速な手技で，意識消失から気管挿管完了までの時間を最短にし，誤嚥のリスクを最小限にすることを主な目的としています（図1）．

　1950年代に胃内容物逆流を予防するために鎮静薬と筋弛緩薬の投与後すぐに挿管する手法が複数報告されました．その後Sellick[1]がCricoid Pressure（CP：輪状軟骨圧迫）による誤嚥予防法を報告し，1970年にSteptら[2]がrapid inductionとしてそれらをまとめたものが，RSIの原型です．後にCPは批判的論文が複数報告され，現在ではあまり推奨されなくなっています．RSIは薬物を使用しない場合よりも気管挿管の成功率が高く，合併症の発生を増やさないため，救急集中治療領域では主流な方法となっています．

1）RSIの適応と禁忌

　RSIは最終飲食時間が不明な救急外来患者や重症患者など，嘔吐のリスクが高いものの緊急で気管挿管しなければならない場面でよく選択されます．**RSIを行ううえで重要なのは，マスク換気を行わないことにより生じる，導入後の無呼吸と低酸素血症への対処です**．対策として，前酸素化を十分に行いますが，たとえ前酸素化を行っていたとしても，無呼吸許容時間には限りがあります．RSIを行っても，約3割は挿管に伴う低酸素血症をきたしていることがわかっています[3]．また，挿管および換気困難（cannot ventilate, cannot intubate：CVCI）が予想される場合には相対的禁忌となります．CVCIを予想するツールとして，LEMONSやMOANSなどが有名です[4]（第1章-9を参照）．

> ## Column
>
> ### 前酸素化[4〜7]
>
> 前酸素化の目的は，麻酔導入に伴う無呼吸により，酸素飽和度が低下するまでをできるだけ延長することです．無呼吸から酸素飽和度が90％を下回るまでの時間を無呼吸許容時間といい，室内気においては健常成人で約1分です．一方，半閉鎖循環式呼吸回路を利用してフェイスマスクを密着させ，5 L/分以上の流量で100％酸素を3〜5分間吸入させた場合，健常成人では無呼吸許容時間が約8分まで延長します．肺の機能的残気量が少ない場合（小児，肥満など）や酸素供給量が低下している場合（貧血，心拍出量低下など），酸素消費量が増加している場合（発熱や敗血症など）では無呼吸許容時間が短くなります．
>
> 救急外来やICUのセッティングでは半閉鎖循環式呼吸回路はないため，Jackson-Rees回路での代用が理想的ですが，実際は酸素流量15 L/分のリザーバー付き非再呼吸式マスクあるいはバッグバルブマスクが利用されることが多いです．非再呼吸式マスクでは十分な肺胞酸素濃度を維持できないものの，酸素流量を50 L/分まで増量することや鼻カニューレ（10 L/分）の併用が有効です．NPPVの使用も有効である可能性がありますが，コストや手間を考えると前酸素化の方法としてはあまり現実的ではないでしょう．
>
> また，THRIVE（transnasal humidified Rapid-Insufflation ventilatory exchange）は，経鼻高流量酸素（high flow nasal cannula：HFNC）を用いた，無呼吸状態に対する酸素化の方法の1つです．挿管の手技中も着用することが可能で，挿管前後の酸素化や挿管中の無呼吸酸素化が行えます．

2）RSIに用いる鎮静薬

RSIに用いる鎮静薬は，効果発現が早く，適切な鎮静が得られ，血行動態に影響が少ないものが理想的です．海外では血行動態への影響が少なく，効果発現も早いetomidateが最も使用されていますが，日本では認可されていません．日本ではプロポフォールが選択されますが，血行動態に影響の少ない薬剤としてケタミンもよい適応です．ただし，ケタミンは麻薬であり，病院によってはすぐに処方できないところもあるでしょう．そのような環境下で血行動態が不安定な患者に緊急挿管が必要な場合，効果発現がやや遅いものの，ミダゾラムを選択する場面もあります．表1，2に，本稿で紹介する鎮静薬をまとめました．

2 DSI（delayed sequence induction/intubation：遅延導入気管挿管）

一方，不穏などで前酸素化を行うことが難しい場合の対応としてDSIがあります．DSIは鎮静/鎮痛薬を先行投与し，鎮静した状態で前酸素化を3分間行い，十分酸素化できたところで筋弛緩薬を投与して気管挿管を行います（図2）．

1）DSIの適応と禁忌

DSIは意識障害や不穏が原因で有効な前酸素化を行う忍容性がない場合に選択されます．禁忌は特にありませんが，使用する薬によってはRSIよりも嘔吐を誘発しやすくなり，誤嚥のリスクが高まる可能性があります．

2）DSIに用いる鎮静薬

DSIに用いる鎮静薬は，呼吸抑制が少ないものが理想的です．ケタミンは自発呼吸を温存し，かつ重症患者において血行動態にも影響が少ないため第1選択薬と考えられます．第2選択はミダゾラムです．

表1　本稿で紹介する鎮静薬の薬価

一般名	代表的な商品名	基本製剤（1Aあたり）	薬価（1Aあたり）
ミダゾラム	ドルミカム®	10 mg/2 mL	115円
プロポフォール	プロポフォール1％静注20 mL	200 mg/20 mL	594円
ケタミン	ケタラール®静注用50 mg	50 mg/5 mL	438円

薬価情報（参考値）は2024年12月時点のもの.

表2　本稿で紹介する鎮静薬の特徴一覧

	投与量	効果発現時間	効果持続時間	副作用	禁忌
ミダゾラム	0.1〜0.3 mg/kg	60〜180秒	10〜30分	血圧低下	緑内障，重症筋無力症，HIVプロテアーゼ阻害薬投与中の患者
プロポフォール	1〜2 mg/kg	15〜30秒	5〜10分	血圧低下，徐脈，血管痛，呼吸抑制	—
ケタミン	1〜2 mg/kg	30〜90秒	10〜30分	高血圧，頻脈，心筋梗塞，眼振，口腔内分泌物増加，せん妄，悪夢	脳血管障害，高血圧，重症心不全患者　痙攣既往　外来患者

文献8より作成

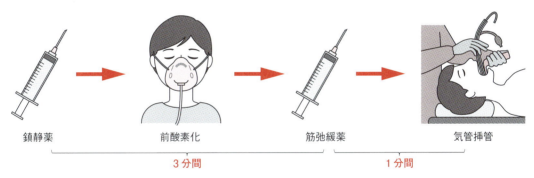

図2　DSIの流れ
DSIは鎮静薬を投与してから前酸素化を行い，その後筋弛緩薬を投与する.

2. RSI/DSI時に使用する鎮静薬

1 ミダゾラム（ドルミカム®）

1）特徴

　短時間作用型のベンゾジアゼピンであり，γ-アミノ酪酸（GABA）受容体へ作用して鎮静効果を発揮します．効果発現は本稿で紹介する3剤のなかでは最も遅いですが，ベンゾジアゼピン系のなかでは早く，プロポフォールと比べると循環動態への影響が比較的少ないです．また，呼吸抑制も少なく，少量で使用する場合には困ることは滅多にありません．少量で反応をみながら鎮静を調整しやすい薬です．なお，大酒家や精神疾患患者では鎮静が効きにくい場合があります．

2) 副作用，投与の際の注意点

高齢者やショック状態の患者では，血圧低下や呼吸抑制を起こしやすいので半量で使用するなど減量が必要です．ショック患者ではそれでも血管作動薬を要することがあります．また，代謝物にも活性があり，肝腎代謝薬剤であるため，肝硬変や腎機能障害症例では排泄されにくく，蓄積されやすいため作用が増強したり遷延したりします．したがって，肝硬変や高度な腎機能障害をもつ患者でも減量を検討すべきです．

なお，ミダゾラムは生理食塩液や5％ブドウ糖液以外の晶質液と混合されると，原液の場合は白濁することがあるので投与ルートに注意します．

3) 拮抗薬：フルマゼニル〔フルマゼニル静注液（0.2 mg/2 mL）〕

フルマゼニルはベンゾジアゼピン系薬剤の拮抗薬で，初回0.2 mg静注し，効果不十分であれば0.1 mgずつ追加投与します．総投与量は1 mg，ICUでは2 mgまでとされています．内視鏡など処置時の鎮静後に使用されることが多く，投与数分で効果がありますが持続時間も短いため，投与後の再鎮静には注意が必要です．また投与により痙攣誘発のリスクがあります．特殊な効果として，肝性脳症の症状改善が期待できるとされています[9]．

●処方例（体重50 kg）

RSI/DSI時：
① ミダゾラム注10 mg（10 mg/2 mL）を原液で0.5 mL（2.5 mg：0.05 mg/kg）静注
② ミダゾラム注10 mg（10 mg/2 mL）2 mLを生理食塩液8 mLで希釈（10 mg/10 mL）して，2〜3 mLを投与

今回の症例は高齢者の敗血症性ショックであり，初回量は少量とし，血圧や意識状態をみながら半量〜同量ずつを適宜追加する方が安全でしょう．DSI時にはさらに少量から開始することもあります．

●ここがポイント

ミダゾラムはほかの鎮静薬と比較して半減期が長い分，挿管後の処置や移動が多い場合などでも比較的コントロールしやすいです．すぐに持続鎮静薬を開始できない場合などには有用です．

---

2 プロポフォール

1) 特徴

大脳皮質脳幹のGABA受容体を賦活し，鎮静効果を発揮します．すみやかな効果発現と短い持続時間のため，短時間の処置で覚醒させたい場合などに重宝されます．単回投与のみではDSIには不向きといえます．咽喉頭反射と嚥下反射が抑制されるため，制吐作用があり，嘔吐反射が強い患者に使いやすいです．また，気管支拡張作用があります．

2) 副作用，投与の際の注意点

交感神経抑制作用に伴う全身性の血管拡張や心収縮能抑制により用量依存的に血圧低下を起こしやすいため，ショック患者では不向きです．注入時に血管痛を生じるため，意識下で投与する場合は不穏につながる場合があり，血管痛を軽減する工夫（血管に沿って腕をさする，できるだけゆっくり投与するなど）が必要です．

また，成分にダイズ油，卵黄レシチンが含有されており，卵・大豆アレルギーのある患者には

注意します（ただし，通常は卵や大豆アレルギーは原因タンパクに対して反応が起こるため，プロポフォールに使用される大豆や卵の油成分では，理論上はアレルギー反応が出ません．これについて，さまざまな観察研究が行われ，大豆や卵アレルギーがあっても使用可能とする文献も増えており，厳密には禁忌ではありません）．

●処方例（体重50 kg）

RSI時：

③プロポフォール1％静注20 mL（200 mg/20 mL）を原液で5〜7.5 mL（50〜75 mg：1.0〜1.5 mg/kg）静注

※ショック患者では0.5〜1.0 mg/kgに減量する，またはケタミンを使用することを考慮

今回の症例ではRSI時にはプロポフォールも少量で投与し，血圧に余裕があれば，鎮静不十分な可能性も考慮して，挿管後に適宜2 mLずつ追加していく方が安全でしょう（ただし，必ず指導医と相談してください）．

●ここがポイント

プロポフォールは循環抑制が強く，今回の症例のようなショックの患者には使用しにくいですが，頭蓋内出血や痙攣の場合には降圧作用や短時間で覚醒評価が可能になる点から非常に有用です．

❸ ケタミン（ケタラール®）

1）特徴

大脳皮質−視床系を抑制し，辺縁系を賦活する解離性麻酔薬で，多くの受容体に作用し，さまざまな効果を引き起こします．主な作用機序としてN−メチル−D−アスパラギン酸（NMDA）受容体−カチオンチャネル複合体におけるグルタミン酸の非競合的拮抗作用により，興奮性伝導を抑制し，鎮痛・鎮静作用を示します．カテコラミンの再取り込みを阻害するため，血圧，心拍数，心拍出量を増加させます．ヒスタミン放出を引き起こさず，気管支拡張作用があるため，気管支攣縮のリスクが低いです．

2）副作用，投与の際の注意点

日本では麻薬として指定されているため，取り扱いには注意が必要です．交感神経刺激が心血管疾患の患者には負荷になることがあり，唾液分泌過多や少ないながら喉頭痙攣もあるため，気道管理には注意が必要です．

かつては血圧上昇や脳の酸素消費量増加から頭蓋内圧（intracranial pressure：ICP）亢進を引き起こすとされ，頭部外傷患者では敬遠されてきました．しかし，近年の研究では脳保護作用が提唱されており，人工呼吸器を装着した患者でほかの鎮静薬と併用すると，ICPを増加させないとされています[10]．頭部外傷患者にも使用可能です．また，痙攣を誘発するとして痙攣既往患者に対しては禁忌とされていますが，難治性けいれん重積に対して海外では使用されており，痙攣重積における神経保護作用も報告されるようになっており，使用が拡大される可能性があります．頭部外傷あるいは痙攣既往の患者に対して使用する場合にはミダゾラムやプロポフォールを併用するのもよい使い方です．悪夢や性的な夢・幻覚・錯乱といった精神症状が出ることがあるので，配慮します．

●**処方例（体重 50 kg）**
　RSI/DSI 時
　④ケタラール®静注用 50 mg（50 mg/5 mL）を原液で 5 mL 静注

　ショックの患者でも血圧を下げずに鎮静することができるため，今回の症例ではよい適応です．ただし，循環血液量減少の影響が大きい場合やカテコラミンが不応な場合には血圧が下がることがあるので，重症患者では注意しましょう．

●**ここがピットフォール**

静注用製剤（ケタミン濃度 10 mg/mL）と筋注用製剤（ケタミン濃度 50 mg/mL）で濃度が違うので，処方間違いに注意しましょう．

症例のつづき

　研修医：この患者さんは複数の血管収縮薬を使っても血圧維持に難渋しています．禁忌事項もないので，ケタミン 50 mg を静注で使用します．
　上級医：いいと思うよ．

おわりに

　鎮静薬は挿管以外にも処置や検査など，さまざまな場面で使用します．本稿で紹介した 3 剤は医師生活のなかで必ず一度は使用している場面に遭遇すると思いますので，その特徴，副作用，禁忌はしっかり覚えて，ぜひ使いこなせるようになってください．

Column

レミマゾラム[11]

　レミマゾラム（アネレム®）は 2020 年 8 月に全身麻酔薬として使用が認可されたベンゾジアゼピン系鎮静薬です．水溶性薬剤のため，注入時の血管痛がなく，プロポフォールと比較して血圧低下も起こしにくいです．最大の特徴は肝臓組織エステラーゼにより代謝され，その代謝産物はほとんど鎮静作用をもたず，すみやかな作用発現と効果消失が得られることです．また，フルマゼニルでの拮抗が可能であり，ミダゾラムのような再鎮静のリスクが少ないため，早期覚醒が可能です．現在は，全身麻酔にのみ適応があり，主に手術室での使用に留まっていますが，今後さらにエビデンスが構築され，検査中の鎮静やICUでの長期鎮静への適応拡大が期待されます．

引用文献

1）SELLICK BA：Cricoid pressure to control regurgitation of stomach contents during induction of anaesthesia. Lancet, 2：404-406, 1961（PMID：13749923）

2) Stept WJ & Safar P：Rapid induction-intubation for prevention of gastric-content aspiration. Anesth Analg, 49：633-636, 1970（PMID：5534675）

3) Bodily JB, et al：Incidence and Duration of Continuously Measured Oxygen Desaturation During Emergency Department Intubation. Ann Emerg Med, 67：389-395, 2016（PMID：26164643）

4) 「INTENSIVIST Vol.11 No.4　気道」（小倉崇以，則末泰博/編），メディカル・サイエンス・インターナショナル，2019
　↑気道管理について最新のエビデンスを元に基礎的なことから解説されており，気管挿管手技に対する準備のために必読の書です．

5) Weingart SD & Levitan RM：Preoxygenation and prevention of desaturation during emergency airway management. Ann Emerg Med, 59：165-75.e1, 2012（PMID：22050948）
　↑前酸素化について生理学的知識から具体的なデータ，わかりやすいグラフを提示して紹介されています．文献4と合わせてぜひ一読してください．

6) Patel A & Nouraei SA：Transnasal Humidified Rapid-Insufflation Ventilatory Exchange（THRIVE）：a physiological method of increasing apnoea time in patients with difficult airways. Anaesthesia, 70：323-329, 2015（PMID：25388828）

7) Hua Z, et al：Transnasal humidified rapid insufflation ventilatory exchange vs. facemask oxygenation in elderly patients undergoing general anaesthesia：a randomized controlled trial. Sci Rep, 10：5745, 2020（PMID：32238855）

8) Engstrom K, et al：Pharmacotherapy optimization for rapid sequence intubation in the emergency department. Am J Emerg Med, 70：19-29, 2023（PMID：37196592）

9) Goh ET, et al：Flumazenil versus placebo or no intervention for people with cirrhosis and hepatic encephalopathy. Cochrane Database Syst Rev, 8：CD002798, 2017（PMID：28796283）

10) Chang LC, et al：The emerging use of ketamine for anesthesia and sedation in traumatic brain injuries. CNS Neurosci Ther, 19：390-395, 2013（PMID：23480625）

11) 平田直之，他：レミマゾラム：薬理学的特徴と臨床での使用法．臨床麻酔，45：9-15, 2021
　↑レミマゾラムの特徴についてわかりやすく解説されています．

プロフィール

難波剛史（Takeshi Namba）

広島大学大学院 医系科学研究科 救急集中治療医学

広島大学出身．広島で初期研修を終えた後，関東に出て小児科後期研修と小児集中治療の研修を経て2022年4月から広島大学病院の救急集中治療科で大人と子どもの重症患者を診療しています．広島や小児救急に少しでもご興味のある方はぜひ見学にいらしてください．

第1章 敗血症性ショック

場面4：気管挿管
9. 筋弛緩薬

田邉優子

● Point ●

・筋弛緩薬には，それぞれの薬剤特性がある

・筋弛緩薬投与前に，確実な気道確保・酸素化計画が必須！

症例の経過

挿管時に使用する鎮痛薬，鎮静薬の選択を行い，次は筋弛緩薬について考えることにした．

研修医：挿管するので，反射を抑制するために筋弛緩薬も必要と思います．
ICU にロクロニウムがあるので，これを使っていいですか？

上級医：そうだね，でも緊急気道確保やフルストマック患者の場合を考慮して，スキサメトニウムも常備されているよ．

研修医：スキサメトニウム？？ …実はロクロニウムしか名前を知りませんでした….

上級医：筋弛緩薬にもいろいろ種類があるんだ．それぞれの特徴や使用方法を学んでみよう！

1. 筋弛緩薬

筋肉は，神経終末から放出されるアセチルコリン（Ach）による脱分極によって収縮します（図1）.

気管挿管時の麻酔に用いる筋弛緩薬は，神経筋接合部に作用する末梢性筋弛緩薬であり，膜型ニコチン性 Ach 受容体に結合して作用を発揮します[1].

◤1◢ 脱分極性筋弛緩薬（代表：スキサメトニウム）

作用発現や筋弛緩状態からの回復が早いのが特徴ですが，後述する副作用のため，緊急気道確保やフルストマック患者での使用に限られています．

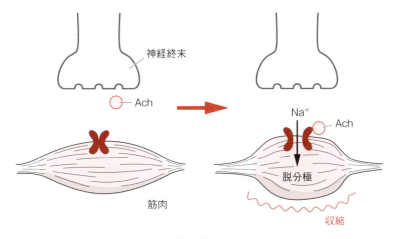

図1 筋収縮のしくみ

1) 作用機序
アセチルコリンと同様にAch受容体に接合し脱分極を生じさせ，筋弛緩効果を発揮します．神経筋結合部内に存在する真性コリンエステラーゼに分解されないため，反復性にAch受容体に結合し，脱分極を持続させます．スキサメトニウムが細胞外液に自然拡散すると，筋弛緩作用が終了します．

2) 作用時間
・作用発現：静脈内投与で約1分
　顔面からはじまり，下肢に向かう筋線維束攣縮（fasciculation）後に筋弛緩状態となります．
・筋弛緩状態からの回復：
　成人：約5分後より回復しはじめ，15分後には完全回復
　小児：約5分で回復

3) 投与量
・成人・小児：静脈内投与では1 mg/kg
・新生児〜乳児：静脈内投与では1.5〜2 mg/kg
　※スキサメトニウムは**細胞外液中に広く分布**するため，細胞外液の多い新生児〜乳児では濃度が希釈されて抵抗性が高まり，投与量が多くなります．

> ●処方例（成人：体重50 kg時）
> スキサメトニウム注（100 mg/5 mL）を2.5 mL（50 mg）静脈内投与する

4) 禁忌
・本剤の成分に対し過敏症の既往歴のある患者
・急性期後の重症熱傷，急性期後の広範性挫滅性外傷，四肢麻痺，ジギタリス中毒の既往歴のある患者あるいは最近ジギタリス製剤を投与されたことのある患者
　＝血中カリウムの増加作用により，心停止を起こすおそれがあります．

> **スキサメトニウムには覚えておくべき副作用が多数ある！**
>
> ①徐脈・心停止
> 　心臓洞結節のムスカリン受容体刺激により起こり，小児に多いといわれています．
> 　また，反復投与により感作され，2回目投与時に起こりやすくなります．高カリウム血症も徐脈・心停止の原因となるため注意が必要です．
>
> ②高カリウム血症
> 　脊髄損傷のような中枢神経損傷，広範囲熱傷，広範囲筋挫滅を伴った外傷，破傷風などの疾患では，筋膜の広範囲損傷や神経障害により筋膜の性質が変化し，Ach受容体が多く発現します．このためスキサメトニウム投与により多くの受容体が開口し，細胞内のカリウムが細胞外へ大量に放出されます．代謝性アシドーシス，循環血液量減少患者では特にカリウム値の上昇が著しくなるため，投与前の補正が必要です．
>
> ③圧上昇：頭蓋内圧・眼圧・胃内圧
> 　緑内障患者や誤嚥を起こしやすい患者では注意が必要です．
>
> ④横紋筋融解・悪性高熱症
> 　筋細胞よりミオグロビンが大量に放出されることがあるため，横紋筋融解や腎障害に注意します．また筋線維束攣縮の際，"jaws of steel"と呼ばれる異常に強い咬筋硬直が起こり，悪性高熱症の危険が高くなるとされています．筋線維束攣縮を予防するため，スキサメトニウム投与の3〜5分前に筋弛緩作用をきたさない少量のロクロニウム（0.01 mg/kg）を投与する方法もあります（precurarizationといいます）．

2 非脱分極性筋弛緩薬（代表：ロクロニウム）

1）作用機序

　Ach受容体に"競合的に"結合し，受容体を占拠することや神経終末でのAchの放出抑制をすることで筋弛緩効果を発揮します．Ach受容体の75％以上が占拠されないと十分な筋弛緩効果が得られないため，安全域が広いといわれています．

2）作用時間

・作用発現：静脈内投与で約1分〜1分半
・筋弛緩状態からの回復：
　70％以上が肝排泄されます．作用時間は，併用する麻酔薬や循環動態，肝機能の影響を受けます．プロポフォール麻酔時において，ロクロニウム0.6 mg/kg投与での作用持続時間は40分程度です．

3）使い方

・挿管用量として0.6〜0.9 mg/kgを静脈内投与

> ●処方例（体重50 kg時）
> 　ロクロニウム（50 mg/5 mL）を3 mL（30 mg）挿管前に静脈内投与する

4）禁忌

・本剤の成分に対し過敏症の既往歴のある患者

・重症筋無力症，筋無力症候群の患者のうち，スガマデクスに対して過敏症の既往歴のある患者＝拮抗薬であるスガマデクスを使用できないため，筋弛緩作用が遷延しやすくなります．

> ### 症例のつづき①
>
> 研修医：なるほど！ わかりました．
> 　　　　今回は，高齢，ショックで尿量低下があり，高カリウム血症の危険性があるのでロクロニウムを選択します．既往に緑内障もありましたし．
> 上級医：そうだね，非脱分極性筋弛緩薬の使用がよさそうだね．
> 研修医：では準備できたので早速投与…
> 上級医：ちょっと待って！
> 　　　　筋弛緩薬を投与するということは，呼吸が止まるということだよね．
> 　　　　投与前に必要な準備があるから，チェックしておこう．

2. 筋弛緩薬投与前の準備：気道評価に注目して

　挿管前には，表1・表2を参考に，BVM（バッグバルブマスク）換気および気道確保に関するリスク評価を行います．

　実際にマスク換気が困難な場合，両手を用いてマスクフィットを改善させ，triple airway maneuver（頭部後屈，下顎前方移動，開口）を行います[2]．

　挿管困難の場合はDAM（difficult airway management）[3, 4]にしたがって対応します．

1 MOANS （表1）

　BVM換気困難かどうかを5項目で評価します．

表1 "MOANS"

M	mask seal	マスク装置困難：ヒゲ，下顎骨骨折，出血
O	obesity/obstruction	肥満，閉塞
A	aged	中年以降，高齢者
N	no teeth	無歯顎
S	stiff/snoring	頸部硬直，いびき

表2 "LEMON"

L	look externally	外観：小顎，突出した歯，巨大舌，短頸
E	evaluate the 3-3-2 rule （図2）	開口3横指，下顎－舌骨3横指，顎下－甲状切痕2横指
M	mallampati score （図3）	ClassⅢ（開口挺舌で口蓋垂の基部しか見えない）以上は困難
O	obstruction/obesity	肥満，閉塞
N	neck mobility	頸の可動性

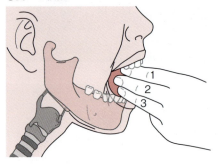
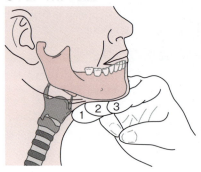
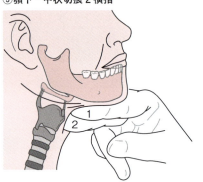

図2　3-3-2 rule
文献5より引用

2 LEMON（表2, 図2, 図3）

挿管困難かどうかを5項目で評価します.

前酸素化

挿管の前に患者に純酸素を投与することで肺胞内の酸素濃度を高め, 脱窒素化を促すことを指します. これにより低酸素血症を起こすリスクを減らし, 挿管が困難な場合でも無呼吸許容時間を倍以上に延長させることができます. 前酸素化は, 特に肥満などで酸素消費量が高い患者に対して重要です.

症例のつづき②

研修医：この患者さんは50 kgの標準体重で, 評価の結果, 挿管困難ではなさそうです.
上級医：まず, ひと安心だね.
　　　　でも予測しない事態に備えてあらゆる気道確保方法をシミュレーションし, とっさに対応できる力を今後も身に着けていくことが大事だね.
研修医：頑張ります！
　　　　でも…ほんとに気道確保できなかったらどうしたらいいのでしょう.
上級医：いい質問だね. ここで筋弛緩拮抗薬についても学んでおこう.

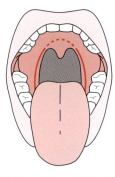

Class Ⅰ：
軟口蓋，口蓋垂，口峡，口蓋弓が見える
挿管困難でない

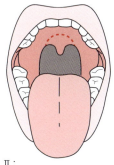

Class Ⅱ：
軟口蓋，口蓋垂，口峡が見える
挿管困難でない

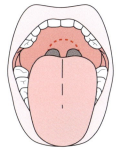

Class Ⅲ：
軟口蓋，口蓋垂基部が見える
やや挿管困難

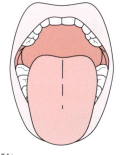

Class Ⅳ：
硬口蓋しか見えない
非常に挿管困難

図3　Mallampatis score
　　　文献5より引用

3. 非脱分極性筋弛緩拮抗薬（代表：スガマデクス）

　スガマデクスは中央に空洞を有する分子構造となっており，非脱分極性筋弛緩薬を空洞に包み込んでその作用を拮抗します．浅い筋弛緩状態（TOF：train of fourでT2再出現）の場合は2 mg/kg，それよりも深い筋弛緩状態では4 mg/kgを投与することで，1～2分後に筋弛緩状態からの回復を得ます．スガマデクスとロクロニウムの包接複合体は体内で代謝されず，約90％が24時間以内に尿中排泄されます．尿中排泄のため，腎不全患者では排泄半減期が著明に延長します．

　ロクロニウムの気管挿管用量投与直後の緊急時には，ロクロニウム投与から3分後を目安に1回16 mg/kgをボーラス静注します．

　副作用として，頻度は低いですがアナフィラキシーや気管支痙攣などが報告されています．

●処方例（成人：体重50 kg時）：ロクロニウムによる筋弛緩状態からの緊急回復目的
　スガマデクス（ブリディオン®）（200 mg/2 mL）を800 mg＝4 V静脈内投与する

表3 本稿で紹介する薬剤まとめ

	脱分極性筋弛緩薬	非脱分極性筋弛緩薬	非脱分極性筋弛緩薬拮抗薬
一般名	スキサメトニウム	ロクロニウム	スガマデクス
効果発現までの時間	静脈内投与で約1分	静脈内投与で約1分〜1分半	約1〜2分
持続時間	約5分	状態により異なる（本文参照）	約90％が24時間以内に尿中排泄される
主な副作用	本文参照	ショック，アナフィラキシー，遷延性呼吸抑制，横紋筋融解症，気管支痙攣	ショック，アナフィラキシー，心室細動，心室頻拍，心停止，高度徐脈，冠動脈攣縮，気管支痙攣
主な商品名	スキサメトニウム注40	ロクロニウム臭化物静注液25 mg/2.5 mL	ブリディオン® 静注200 mg
薬価	285円/A	320円/V	9,000円/V（高価！）

各薬剤のインタビューフォームを参照して作成
薬価情報は2024年12月時点のもの.

Advanced Lecture

■ Phase Ⅱブロック

スキサメトニウムの反復投与もしくは持続投与により，非脱分極性筋弛緩薬の作用に似てくる現象があり，Phase Ⅱブロックと呼びます.

これはスキサメトニウムの投与量が6 mg/kgを超えるとAch受容体に一種の脱感作性ブロックが起こるため，と推測されています. 脱感作性ブロックとは，受容体に強い刺激や持続的な刺激が加わったときに，その細胞のもつ刺激応答が一時的に低下する現象です.

Phase Ⅱブロックでは，非脱分極性筋弛緩薬と同様に抗コリンエステラーゼ薬で拮抗されるようになりますが，作用持続時間も延長します[6].

おわりに

本稿で紹介した薬剤について表3にまとめました. 気管挿管時に使用する筋弛緩薬は，気道の反射や嘔吐反射を抑制して挿管を容易にさせますが，一方で自発呼吸を止めてしまうというリスクがあります. 使用前には必ず挿管困難のリスク評価を実施して，安全に気道確保が行えるよう，十分なシミュレーションが不可欠です. また，それぞれの筋弛緩薬の特徴を理解し，適切な薬剤選択ができるように知識を深めましょう.

引用文献

1) 「臨床麻酔科学書」（森田 潔/監，川真田樹人，他/編），中山書店，2022

2) Mort TC：Emergency tracheal intubation：complications associated with repeated laryngoscopic attempts. Anesth Analg, 99：607-13, table of contents, 2004（PMID：15271750）

3) Heidegger T：Management of the Difficult Airway. N Engl J Med, 384：1836-1847, 2021（PMID：33979490）

4) 中川雅史：Difficult Airway Management（DAM）Standard. 日本臨床麻酔学会誌, 29：780-787, 2009

5）Walls RM & Murphy MF：Identification of the Difficult and Failed Airway.「Manual of emergency airway management 4th ed.」（Walls RM & Murphy MF, eds），pp8-21, Lippincott Williams & Wilkins, 2012
6）日本麻酔科学会安全委員会医薬品適正評価対策ワーキンググループ：麻酔薬および麻酔関連薬使用ガイドライン（医薬品ガイドライン）改訂第3版. 2012
https://anesth.or.jp/users/news/detail/5c6e3884-cbf4-4c8f-870d-0f53a50cc6ad

プロフィール

田邉優子（Yuko Tanabe）
広島大学大学院 医系科学研究科 救急集中治療医学
専門は，救急・集中治療と麻酔分野です．疾患のみを治療対象にするのではなく，患者さんに対してトータルでバランスよくアプローチできる医師になれるよう，日々勉強しています．

第1章	敗血症性ショック

場面5：抜管後，せん妄に
10. 抗精神病薬

太田浩平

●Point●

・興奮を伴うせん妄に対しては，ハロペリドール，リスペリドンやクエチアピンなどで必要時に鎮静を行う

・ICUにおけるせん妄に対しては，非薬物療法が重要である

症例の経過

　敗血症の治療が進み，人工呼吸器から離脱して抜管できた．抜管後も呼吸や循環は安定していたが，つじつまの合わない会話がみられ，経鼻胃管や静脈ルートを自分で抜こうとしている．

研修医：どうにか抜管できましたけど，今の状態はせん妄ですよね．安静が保てないので，何か投薬した方がよいと思うのですがどうでしょうか．
上級医：そもそもせん妄ってどうやって診断したの？
研修医：えっと，落ち着きがなくて治療にも協力してくれないですし….
上級医：そうだね，それもせん妄としては大切な要素だと思うけど，まずは診断についておさらいしよう！

1. せん妄とは

　米国精神医学会の定めた診断基準のDSM-5-TR[1]（Diagnostic and Statistical Manual of Mental Disorders, Fifth Edition, Text Revision）では，せん妄は①症状の変動を伴う，②注意を向けたり集中したりすることの障害と環境に対する見当識の障害，であると定められています．またせん妄は，不穏や興奮，徘徊や拒否的反応を特徴とする「過活動型」，不活発や嗜眠といった活動低下を特徴とする「低活動型」，両方の症状がみられる「混合型」のサブタイプに分けられます．

　重症患者では低活動型や混合型が多く，過活動型より予後が悪いといわれています．せん妄は入院期間の延長やICU退室後の認知機能低下に関連しているため[2]，見逃さずに診断することが重要です．

表1 Intensive Care Delirium Screening Checklist（ICDSC）

このスケールはそれぞれ 8 時間のシフトすべて，あるいは 24 時間以内の情報に基づき完成される．明らかな徴候がある＝1 ポイント：アセスメント不能，あるいは徴候がない＝0 ポイントで評価する．それぞれの項目のスコアを対応する空欄に 0 または 1 で入力する．

1. 意識レベルの変化	
（A）反応がないか，（B）何らかの反応を得るために強い刺激を必要とする場合は評価を妨げる重篤な意識障害を示す．もしほとんどの時間（A）昏睡あるいは（B）昏迷状態である場合，ダッシュ（—）を入力し，それ以上評価を行わない． （C）傾眠あるいは，反応までに軽度ないし中等度の刺激が必要な場合は意識レベルの変化を示し，1 点である． （D）覚醒，あるいは容易に覚醒する睡眠状態は正常を意味し，0 点である． （E）過覚醒は意識レベルの異常と捉え，1 点である．	—
2. 注意力欠如	
会話の理解や指示に従うことが困難．外からの刺激で容易に注意がそらされる．話題を変えることが困難．これらのうちいずれかがあれば 1 点．	—
3. 失見当識：時間	
場所，人物の明らかな誤認．これらのうちいずれかがあれば 1 点	—
4. 幻覚，妄想，精神障害	
臨床症状として，幻覚あるいは幻覚から引き起こされていると思われる行動（たとえば，空を掴むような動作）が明らかにある．現実検討能力の総合的な悪化．これらのうちいずれかがあれば 1 点．	—
5. 精神運動的な興奮あるいは遅滞	
患者自身あるいはスタッフへの危険を予防するために追加の鎮静薬あるいは身体抑制が必要となるような過活動（たとえば，静脈ラインを抜く，スタッフをたたく）．活動の低下，あるいは臨床上明らかな精神運動遅滞（遅くなる）．これらのうちいずれかがあれば 1 点．	—
6. 不適切な会話あるいは情緒	
不適切な，整理されていない，あるいは一貫性のない会話．出来事や状況にそぐわない感情の表出．これらのうちいずれかがあれば 1 点．	—
7. 睡眠／覚醒サイクルの障害	
4 時間以下の睡眠，あるいは頻回な夜間覚醒（医療スタッフや大きな音で起きた場合の覚醒を含まない）．ほとんど 1 日中眠っている．これらのうちいずれかがあれば 1 点．	—
8. 症状の変動	
上記の徴候あるいは症状が 24 時間のなかで変化する（たとえば，その勤務帯から別の勤務帯で異なる）場合は 1 点．	—

Bergeron N, et al.: Intensive Care Delirium Screening Checklist : evaluation of a new screening tool. Intensive Care Med, 27（5）: 859-864, 2001. より著者の許可を得て逆翻訳法を使用し翻訳
翻訳と評価：卯野木健*，水谷太郎**，櫻本秀明***
* 聖路加看護大学，** 筑波大学大学院人間総合科学研究科，*** 筑波大学附属病院ICU
文献 3 より引用

2. ICU でせん妄を診断するための評価ツール

ICU では CAM-ICU（Confusion Assessment Method for Intensive Care Unit）もしくは ICDSC（Intensive Care Delirium Screening Checklist，表1）を用いて評価します．CAM-ICU は評価した時点でのせん妄の有無を評価できますが，患者の協力が必要です．ICDSC は過去 8 〜 24 時間の間のせん妄の有無を評価するもので，患者の協力を必要としません．

Column

"せん妄症候群"

　ICUにおけるせん妄の定義や診断にはいまだ問題があります．患者の状態や鎮静薬の影響で，潜在的にせん妄である患者を十分把握できません．診断基準も患者の状態や応答から得られた情報の組み合わせであり，ICUにおける妥当性評価もゴールドスタンダードは"専門家の診断"です．いわゆる"せん妄症候群"を対象にした治療介入研究では効果判定も不十分になりやすく，別アプローチでの定義や診断の加味が期待されます．

症例のつづき①

研修医：この患者さんは興奮を伴っていますし，過活動型せん妄でよいかなと思います．

上級医：そうだね．ひとまずケアに協力してもらえるように興奮を抑えたいけど，どうしようか？

研修医："セレサイ"ですかね！

上級医：うーん，何かの魔法みたいだね…．

3. せん妄に対する抗精神病薬

① なぜせん妄に対して抗精神病薬を用いるのか？

　せん妄のメカニズムは十分解明されていませんが，アセチルコリン，ドパミン，γアミノ酪酸（GABA）など，神経伝達物質のシステムの異常状態が部分的にせん妄発症と関連があるといわれています．ドパミン過剰状態は精神や運動の過剰興奮と関連があり，抗精神病薬は主にD_2ドパミン受容体を遮断することで作用を発揮するため，せん妄患者の興奮や幻覚妄想を軽減する，と仮定されています[4]．

② せん妄に対する抗精神病薬の保険適応

　日本では2024年現在，チアプリドのみが「脳梗塞後遺症に伴う攻撃的行為，精神興奮，徘徊，せん妄の改善」に対して保険適応があり，その他の薬剤は保険適応外です．しかし2011年に，ハロペリドール，クエチアピン，リスペリドン，ペロスピロンの4剤は器質的疾患によるせん妄に対して処方しても審査上認めると厚生労働省から通知されています．また，日本総合病院精神医学会のせん妄の治療指針[5]では上記4剤にオランザピンを加えて推奨しています．

③ 定型抗精神病薬と非定型抗精神病薬

　第一世代抗精神病薬である定型抗精神病薬は，主にドパミンD_2受容体を強力に遮断することで幻覚妄想などの陽性症状を抑えます．この作用により，錐体外路症状や遅発性ジスキネジアなどの副作用があります．

　第二世代抗精神病薬とも呼ばれる非定型抗精神病薬は，ドパミンD_2受容体に対する遮断作用が定型抗精神病薬に比べて弱く，一方でセロトニン5-HT_{2A}受容体遮断作用やその他受容体への作用をもっています．そのため錐体外路症状のリスクは低いですが，体重増加，糖尿病などの副作用があります．

表2　代表的な抗精神病薬

	定型/非定型	投与経路	初回1回用量	半減期	糖尿病患者	パーキンソン病患者	腎機能低下時の調整	錐体外路症状	注意点	薬価
ハロペリドール	定型	筋注, 点滴静注, 内服	2.5〜5 mg	14時間	可	禁忌	必要なし	多い		ハロペリドール注5 mg 57円/A
クエチアピン	非定型 (MARTA)	内服	25 mg	3.5時間	禁忌	可	必要なし	少ない	CYP3A4に関連した薬物相互作用あり	クエチアピン錠25 mg 10.1円/錠
リスペリドン	非定型 (SDA)	内服	0.5〜2 mg	20時間*	可	可	減量する	少ない	高プロラクチン血症性機能異常	リスペリドン錠0.5 mg 10.1円/錠
ペロスピロン	非定型 (SDA)	内服	4〜8 mg	3時間	可	可	必要なし	少ない	アカシジア	ペロスピロン塩酸塩錠4 mg 5.9円/錠
オランザピン	非定型 (MARTA)	内服	2.5〜5 mg	30時間	禁忌	可	必要なし	少ない	過鎮静	オランザピン錠2.5 mg 17.4円/錠

＊主活性代謝物である9-ヒドロキシリスペリドンの半減期
薬価情報（参考値）は2024年12月時点のもの.

4 代表的な抗精神病薬 （表2）

1） ハロペリドール

●処方例
　2.5〜5 mgを筋肉注射，もしくは生理食塩水100 mLで希釈して30〜60分で点滴静注する.

　定型抗精神病薬の代表的な薬剤で投与の歴史も長く，経口投与不可の患者で使用できる薬剤です．ハロペリドールに限らず，抗精神病薬は全般に悪性症候群とQT延長の懸念があります．アミオダロン，マクロライド系抗菌薬，キノロン系抗菌薬等のQT延長のリスクとなる薬剤との併用は避けましょう．ただ，QT延長のリスクがない患者では，毎日QT間隔をモニタリングしなくてもよいとされています[6]．4.5 mg/日を超える投与量で錐体外路症状が出現しやすく，パーキンソン症状が悪化するためパーキンソン病患者には投与してはいけません.

2） クエチアピン

●処方例
　不穏時に25 mgを内服する．効果不十分であれば1〜2時間後に追加する.

　非定型抗精神病薬のなかでもMARTA（multi-acting receptor targeted antipsychotics：多元受容体作用抗精神病薬）といわれ，ドパミンやセロトニンの受容体以外にも，アドレナリン受容体やヒスタミン受容体などにも作用します．抗幻覚妄想作用よりも鎮静作用に優れています．半減期も他剤より短いため作用の遷延が起こりにくい[7]ですが，血糖異常のリスクがあり糖尿病患者では禁忌です．CYP3A4に関連した薬剤相互作用として，カルバマゼピンとの併用では増量，ボリコナゾールやリトナビルなどとの併用では減量します.

3) リスペリドン

> **●処方例**
> 不穏時に0.5～2 mgを内服する．効果不十分であれば1～2時間後に追加する．

　非定型抗精神病薬で，セロトニン・ドパミン拮抗薬（SDA）に分類されます．抗幻覚妄想作用が強いとされ，内用液など複数の剤形があります．半減期は20時間とクエチアピンより長く（主活性代謝物である9-ヒドロキシリスペリドンの半減期），腎不全患者では効果が遷延します．高プロラクチン血症や性機能異常の副作用がありますが，ICUでの使用で問題となることは稀です．

4) ペロスピロン

> **●処方例**
> 不穏時に4～8 mgを内服する．効果不十分であれば1～2時間後に追加する．

　リスペリドンと同様，SDAに分類されます．じっとしていられないアカシジアの発生が他剤より多いとされますが，半減期が短いため効果が遷延しにくく，糖尿病や腎不全患者でも使用できます．欧米では承認を受けていないため臨床研究の情報が非常に少ない薬剤です．

5) オランザピン

> **●処方例**
> 不穏時に2.5～5 mgを内服する．

　クエチアピンと同じMARTAに分類されます．半減期が他剤より長いため効果が遷延しやすく，過鎮静の副作用が多いです[8]．以前は英国国立医療技術評価機構（NICE）のせん妄ガイドラインで使用推奨されていましたが，他剤が優先されるようになり現在は推奨から削除されています[9]．

5 抗精神病薬投与はせん妄治療に有効か？

　せん妄にドパミン過剰状態が関係しているという仮説は検証が不十分なうえ，複数の要因が関与しサブタイプも分かれているため，抗精神病薬がどこまで効果があるかは現時点でも非常に不明確です．抗精神病薬投与によるせん妄の日数の減少，入院期間の短縮や認知機能低下の減少などの効果は得られていません[10, 11]．抗精神病薬はせん妄患者の興奮を一時的に抑制できますがそれ以上の効果は得られないので，使用は最小限がよいでしょう．

Advanced Lecture

■ デクスメデトミジン

　日本版敗血症診療ガイドライン2020では，敗血症患者のせん妄予防にデクスメデトミジンの投与を弱く推奨しています[12]（※2024年のガイドラインではせん妄に関する記載自体がありません）．また，PADISガイドライン[2]では，人工呼吸管理中の成人のせん妄で，興奮が離床および抜管を妨げている場合にデクスメデトミジンを使用することを弱く推奨しています．

●ここがピットフォール：せん妄のリスクとなる薬剤

ベンゾジアゼピンはせん妄のリスクであり，同じGABA受容体作動薬である非ベンゾジアゼピン系睡眠薬やバルビツレートも同様です．オピオイド，抗コリン作用の強い抗ヒスタミン薬などもせん妄リスクがあります[13]．H2受容体拮抗薬はベンゾジアゼピンの半減期延長や血中濃度上昇をきたします．

▌症例のつづき②

研修医：ハロペリドールを投与してから患者さんも少し落ち着きましたね．

上級医：そうだね．あとは今後せん妄が少しでも改善するようにどうしたらよいだろう？

研修医：ハロペリドールを定期的に1日数回に分けて投与してはどうですか？

上級医：定期的な投与は有効ではない[14]し，投与量も増えてしまう．いったん落ち着いたら，これからは薬に頼らないせん妄のケアを考えてみよう．

4. 非薬物的治療

　ICUからの早期退室とその後の長期的な予後の改善をめざしたICU入室早期からの介入に，ABCDEFバンドルがあります．それぞれ，A：痛みの評価・予防・管理，B：自発覚醒トライアルと自発呼吸トライアル，C：鎮痛・鎮静薬の選択，D：せん妄の評価・予防・管理，E：早期離床，F：家族の関与，をさします．各項目の遵守割合が増えるほどせん妄の発生を減らすとされているので，これらの遵守はICU入室の早い段階から心がけます[15]．

　また，睡眠促進のために耳栓やアイマスクを用意したり，音楽をかけたり，時間や場所がわかるようなカレンダーや時計の設置とともに，日々の声かけを行ったりすることも有用とされています．家族面会を積極的に行うことも重要です[16]．

Column

ICUで開始された抗精神病薬の行方

　ICUで新たに抗精神病薬を処方された患者の約半数が服用したままICUを退室し，5人に1人が退院しています[17]．高齢者はせん妄のリスクが高く抗精神病薬が処方されることが多い一方で，長期服用は死亡率や合併症率を高めます．ICU退室後に不必要に継続されないように，申し送りや情報伝達を行うことが重要です．

引用文献

1) 「DSM-5-TR 精神疾患の診断・統計マニュアル」（日本精神神経学会/日本語版用語監修，髙橋三郎，大野 裕/監訳），医学書院，2023

2) Devlin JW, et al：Clinical Practice Guidelines for the Prevention and Management of Pain, Agitation/Sedation, Delirium, Immobility, and Sleep Disruption in Adult Patients in the ICU. Crit Care Med, 46：e825-e873, 2018（PMID：30113379）

3) 筑波大学附属病院救急・集中治療部：Intensive Care Delirium Screening Checklist（ICDSC）https://www.md.tsukuba.ac.jp/clinical-med/e-ccm/_src/343/ICDSC.pdf

4) Wilson JE, et al：Delirium. Nat Rev Dis Primers, 6：90, 2020（PMID：33184265）

5) 「増補改訂 せん妄の臨床指針〔せん妄の治療指針 第2版〕」（日本総合病院精神医学会せん妄指針改訂班/編），星和書店，2015

6) Stollings JL, et al：Antipsychotics and the QTc Interval During Delirium in the Intensive Care Unit：A Secondary Analysis of a Randomized Clinical Trial. JAMA Netw Open, 7：e2352034, 2024（PMID：38252439）

7) Morandi A, et al：Worldwide Survey of the "Assessing Pain, Both Spontaneous Awakening and Breathing Trials, Choice of Drugs, Delirium Monitoring/Management, Early Exercise/Mobility, and Family Empowerment"（ABC-DEF）Bundle. Crit Care Med, 45：e1111-e1122, 2017（PMID：28787293）

8) Boettger S, et al：Haloperidol, risperidone, olanzapine and aripiprazole in the management of delirium：A comparison of efficacy, safety, and side effects. Palliat Support Care, 13：1079-1085, 2015（PMID：25191793）

9) NICE：Delirium：prevention, diagnosis and management in hospital and long-term care. 2023
https://www.nice.org.uk/guidance/cg103/resources/delirium-prevention-diagnosis-and-management-in-hospital-and-longterm-care-pdf-35109327290821（2024年7月31日閲覧）

10) Carayannopoulos KL, et al：Antipsychotics in the Treatment of Delirium in Critically Ill Patients：A Systematic Review and Meta-Analysis of Randomized Controlled Trials. Crit Care Med, 52：1087-1096, 2024（PMID：38488422）

11) Mart MF, et al：Long-term outcomes after treatment of delirium during critical illness with antipsychotics（MIND-USA）：a randomised, placebo-controlled, phase 3 trial. Lancet Respir Med, 12：599-607, 2024（PMID：38701817）

12) 日本版敗血症診療ガイドライン2020. 日本集中治療医学会雑誌, 28：S1-S411, 2021
https://www.jsicm.org/pdf/jjsicm28Suppl.pdf

13) Clegg A & Young JB：Which medications to avoid in people at risk of delirium：a systematic review. Age Ageing, 40：23-29, 2011（PMID：21068014）

14) Andersen-Ranberg NC, et al：Haloperidol for the Treatment of Delirium in ICU Patients. N Engl J Med, 387：2425-2435, 2022（PMID：36286254）

15) Barnes-Daly MA, et al：Improving Hospital Survival and Reducing Brain Dysfunction at Seven California Community Hospitals：Implementing PAD Guidelines Via the ABCDEF Bundle in 6,064 Patients. Crit Care Med, 45：171-178, 2017（PMID：27861180）

16) Wu Y, et al：Efficacy and safety of unrestricted visiting policy for critically ill patients：a meta-analysis. Crit Care, 26：267, 2022（PMID：36064613）

17) Lambert J, et al：Discharge from hospital with newly administered antipsychotics after intensive care unit delirium – Incidence and contributing factors. J Crit Care, 61：162-167, 2021（PMID：33171333）

プロフィール

太田浩平（Kohei Ota）

広島大学大学院 医系科学研究科 救急集中治療医学
2005年広島大学卒業．2021年より広島大学病院高度救命救急センター講師を務めています．患者に寄り添う集中治療，救命後の長期予後まで考えた集中治療，をめざしてよりよいIntensive care "culture" の醸成に取り組んでいます．

第2章 難治性心室細動

場面1：ACLS
1. ACLSに必要な薬剤

第2章

難治性心室細動

錦見満暁

● Point ●

- VFに対してはまず除細動！ その後早期に薬剤投与
- 心肺停止患者の神経学的予後改善を証明した薬剤はない
- 薬剤投与のための骨髄針の留置をためらわない

症例

　患者は55歳の男性．仕事中に突然倒れ，救急搬送された．救急隊接触時の初期心電図波形は心室細動（ventricular fibrillation：VF）であり，救急車内では除細動を1回施行したが，依然としてVFが継続している．救急隊が静脈路確保を試みるも確保できず，胸骨圧迫を継続されながら病院に到着した．モニター上VFが持続している．

研修医：先生，VFです！ アドレナリンはどうしましょうか？
上級医：そうだね．心肺停止の患者さんを診るときには頭が真っ白になりがちだと思うけどまずは落ち着こう．人の手には限りがあるから，必要なことの優先順位をつけていこう．薬剤投与よりも優先すべきことがあるよ．

1. CPR中のアドレナリン投与の優先順位

　JRC蘇生ガイドライン2020では，ショック適応リズムとショック非適応リズムで，アドレナリン投与の推奨度は違っています[1]．

- ショック適応の心リズム（VF/無脈性VT）では，CPR中の電気ショックが不成功な場合には，できるだけ早くアドレナリンを投与することを提案する（Grade 2D）
- ショック非適応の心リズム（PEA/心静止）では，CPR中にできるだけ早くアドレナリンを投与することを推奨する（Grade 1D）

〔VT：ventricular tachycardia（心室頻拍），PEA：pulseless electrical activity（無脈性電気活動）〕

　ショック適応リズムでは，薬剤投与よりも電気ショック（除細動）が優先されている点は非常に重要です．ショック適応リズムであった場合は，まずは除細動を最優先で試してください．除

レジデントノート　Vol. 26　No. 17（増刊）2025　　77 (3051)

細動が不成功であった場合に，アドレナリンの投与を検討しましょう．

> **症例のつづき①**
>
> 　搬送後に除細動を試みるもVFが持続している．看護師と研修医が静脈路確保を試みるも確保ができずにいる．
>
> 　研修医：先生，静脈路がうまく確保できません．先生も静脈路確保を手伝ってください!!
> 　上級医：静脈路は大事だけど，確保が難しい場合には固執せず骨髄路への切り替えを考慮しよう．
> 　研修医：はい！ でも骨髄針を挿入したことがありません!!

2. アドレナリン早期投与の有効性

　アドレナリンは冠灌流圧を上昇させて心機能を向上させる一方で，脳血流を減少させたり，心筋の酸素需要を増加させる可能性があります．アドレナリン投与のタイミングが遅れれば遅れるほど，メリットが減少していくため，その潜在的な利点または害のバランスを考えるうえで，投与のタイミングは非常に重要です．

　過去の研究で，初期波形がショック適応リズムであろうと非適応リズムであろうと，その効果は時間依存的であり，早期アドレナリン投与は晩期投与よりも効果が期待できるといわれています[2〜4]．早期アドレナリン投与の実現のために，**静脈路確保が難しい場合は骨髄針の留置をためらわない**ことが重要です．普段から骨髄針の使い方に慣れておく必要があります．

　通常，アドレナリンは1回1 mgを投与し，3〜5分間隔で追加投与します．

●処方例

アドレナリン1回1 mgをボーラス投与

3〜5分間隔で追加投与

小児：0.01 mg/kg

アドレナリン1 mg＋生理食塩液9 mLとして体重×0.1 mLをボーラス投与

　人手が足りない状況では4分間隔として，2分間隔で行う波形チェックのタイミングと合わせると便利です（波形チェック2回ごとにアドレナリン1回投与）．アドレナリンは自己心拍再開率や生存率を改善させるエビデンスはありますが，神経学的予後を改善させるエビデンスはないことは頭に入れておきましょう．アドレナリンの薬価や注意点は**表1**を参照してください．

表1　アドレナリンの基本情報

一般名	代表的商品名	薬価（円）	投与量
アドレナリン	アドレナリン注0.1％シリンジ	314	大人：1 mg　3〜5分間隔 小児：0.01 mg/kg　3〜5分間隔

含量が低下するためアルカリ性溶液〔炭酸水素ナトリウム（メイロン®）など〕との配合は避ける．
薬価情報は2024年12月時点のもの．

3. 抗不整脈薬投与のタイミング

> ### 症例のつづき②
>
> 研修医：除細動してもアドレナリンを投与しても，VFが止まりません．ECPR（extracorporeal cardiopulmonary resuscitation：体外循環式心肺蘇生）に移行した方がよいでしょうか．
>
> 上級医：確かにECPRを視野に入れて動くことは大事だね．でもその前にまだできることはあるよ．蘇生時の抗不整脈薬の使い方も確認しておこう．

　抗不整脈薬は除細動が不成功の難治性ショック適応リズム症例，あるいはVF/無脈性VTが再発する治療抵抗性のショック適応リズム症例に対して適応があります．初期波形がショック適応リズムであった場合，3回目の除細動の前後に投与します．抗不整脈薬にはアミオダロン，リドカイン，ニフェカラントがあります．

　ナトリウムチャネル遮断作用をもつリドカインや，カリウムチャネル遮断作用をもつニフェカラントと比較して，アミオダロンはカリウムチャネル，ナトリウムチャネル，カルシウムチャネルすべての遮断作用，交感神経抑制作用をもち，多彩な薬理作用で抗不整脈薬として機能します．入院患者や外来患者に対してアミオダロンをある程度長期間使用する場合は，甲状腺機能異常や肺線維症など気をつけるべき副作用がありますが，心肺停止患者に対して蘇生行為のために使用する場合は，副作用を気にせず投与して大丈夫です．短期間の投与で肝機能障害以外の副作用が問題になることはあまりありません（24時間以内に重篤な肝機能障害を生じることがあるため，肝機能のモニタリングは必要）．また，QTを延長させるためアミオダロンとニフェカラントは併用禁忌となります．アミオダロン投与の際，生理食塩液で希釈すると沈殿を生じるため，希釈は5％ブドウ糖液のみであることに注意してください．

●処方例

・アミオダロン　300 mg（6 mL）に5％ブドウ糖液14 mLを加え合計20 mL ボーラス投与
　＊心室性不整脈が持続する場合には，150 mg（3 mL）に5％ブドウ糖液7 mLを加え合計
　　10 mLとし，追加でのボーラス投与を考慮する．

・2％リドカイン　100 mg（5 mL）ボーラス投与し，その後生理食塩液20 mLで後押しする
　（JRC蘇生ガイドライン2020では1〜1.5 mg/kgの投与を推奨）

　2002年のALIVE studyにおいて，アミオダロン投与群でリドカイン投与群と比較して病院到着時の生存率が有意に高かった一方で[5]，その後のARREST trialの結果[6]と組み合わせると，自己心拍再開率，生存退院率，神経学的予後に関して両者で違いは認められず，JRC蘇生ガイドライン2020では両者に優劣はつけていません．

　ニフェカラントは日本で開発された薬なので，国際的にはエビデンスが少ないですが，国内の後ろ向きデータでは，生存退院に対する効果がアミオダロンと比較して同等かより有効であることを示唆したものがあります[7]．心機能抑制が少なく，VFの除細動閾値を低下させる利点もあります．JRC蘇生ガイドライン2020では，抗不整脈薬に関して，アミオダロンの代替治療としてリドカインに加えてニフェカラントの使用が認められています〔国際蘇生法連絡委員会（ILCOR）ではアミオダロンの代替治療として推奨されているのはリドカインのみ〕．

　そのほか，硫酸マグネシウムに関しては，治療抵抗性のショック適応リズム症例のうち，低マ

第2章
難治性心室細動

表2 抗不整脈薬の基本情報

一般名	代表的商品名	薬価（円）	投与量
アミオダロン	アンカロン®注150	1,696	300 mg（6 mL） （2回目以降は150 mg）
2％リドカイン*	静注用キシロカイン®2％	119	1〜1.5 mg/kg
ニフェカラント	シンビット®静注用50 mg	4,030	0.3 mg/kg
硫酸マグネシウム	硫酸Mg補正液1 mEq/mL	129	1 A（20 mL 硫酸マグネシウム水和物 2.46 g）

*リドカインは多くの規格が存在するため，自施設の採用品目を確認し，投与間違いに注意する必要
　がある（例：静注用1％と2％，静注用と局所麻酔用）
薬価情報は2024年12月時点のもの.

グネシウム血症やtorsades de pointesが疑われる特殊な状況下では使用を考慮してもよい，とされています.

どの抗不整脈薬にも，**心肺停止患者の神経学的予後を改善したデータは存在しません**. 抗不整脈薬の投与も大事ですが，アドレナリンのときと同様に，抗不整脈薬の投与のために除細動が遅れることはあってはなりません. 抗不整脈薬の薬価や注意点は表2を参照してください.

症例のつづき③

　骨髄路よりアドレナリン，アミオダロンを投与するも依然としてVFは継続している. 搬送時の動脈血液ガス分析の結果が判明し，pH 7.0であった.

研修医：アシドーシスが強いです. メイロン®投与した方がいいですか？
上級医：投与を考えてもいいけれど，副作用も多く投与が必須の薬剤ではないという立ち位置は知っておいてね.

4. その他の薬剤投与

　アドレナリンや抗不整脈薬以外に，炭酸水素ナトリウムやステロイドなどが心肺停止患者に対してしばしば投与されてきましたが，JRC蘇生ガイドライン2020ではルーチンでの使用を推奨していません. ステロイドに関しては単独治療ではなく，VAM療法（アドレナリン投与直後にバソプレシンとステロイドを追加投与）の有効性を示した論文はありますが[8]，院外心停止症例に対する大きなエビデンスはなく，効果は不明です.

　JRC蘇生ガイドライン2020のなかで，炭酸水素ナトリウムは代謝性アルカローシスやCO_2発生により呼吸性アシドーシスを誘発すること，また，CO_2産生を促進させ，血液脳関門を通過して脳脊髄液や脳浮腫の発生を引き起こすことなどから，その有害性が示唆されています. また炭酸水素ナトリウムは，アシデミアの環境下で右方移動していた酸素解離曲線を左方移動させ，組織で酸素を放出しにくくしてしまいます（図）. 生体の自然な反応として，必要だからアシデミアになっていることを理解してください.

　とはいっても，過度なアシデミアはカテコラミンの反応性を低下させるため，炭酸水素ナトリウムによる過度なアシデミアの補正は妥当な治療法といえ，換気が確保された条件下では投与を考慮する必要はあります.

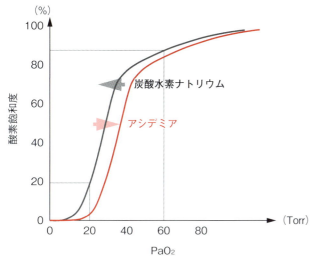

図 アシデミアと炭酸水素ナトリウムによる酸素解離曲線の変化
アシデミアでは酸素解離曲線が右方移動し，ヘモグロビンが組織で酸素を放出しやすい状況になっている

引用文献

1) 「JRC蘇生ガイドライン2020」（日本蘇生協議会/監），医学書院，2021
 https://www.jrc-cpr.org/jrc-guideline-2020/
2) Hansen M, et al：Time to Epinephrine Administration and Survival From Nonshockable Out-of-Hospital Cardiac Arrest Among Children and Adults. Circulation, 137：2032-2040, 2018（PMID：29511001）
3) Okubo M, et al：Association of Timing of Epinephrine Administration With Outcomes in Adults With Out-of-Hospital Cardiac Arrest. JAMA Netw Open, 4：e2120176, 2021（PMID：34374770）
4) Hagihara A, et al：Prehospital epinephrine use and survival among patients with out-of-hospital cardiac arrest. JAMA, 307：1161-1168, 2012（PMID：22436956）
5) Dorian P, et al：Amiodarone as compared with lidocaine for shock-resistant ventricular fibrillation. N Engl J Med, 346：884-890, 2002（PMID：11907287）
6) Kudenchuk PJ, et al：Amiodarone, Lidocaine, or Placebo in Out-of-Hospital Cardiac Arrest. N Engl J Med, 374：1711-1722, 2016（PMID：27043165）
7) Tagami T, et al：Amiodarone or nifekalant upon hospital arrival for refractory ventricular fibrillation after out-of-hospital cardiac arrest. Resuscitation, 109：127-132, 2016（PMID：27568110）
8) Andersen LW, et al：Effect of Vasopressin and Methylprednisolone vs Placebo on Return of Spontaneous Circulation in Patients With In-Hospital Cardiac Arrest：A Randomized Clinical Trial. JAMA, 326：1586-1594, 2021（PMID：34587236）

プロフィール

錦見満暁（Mitsuaki Nishikimi）
広島大学大学院 医系科学研究科 救急集中治療医学
NYでの研究留学からの帰国後，広島大学で重症呼吸不全患者，重症循環不全患者を中心に診療にあたっています．基礎と臨床研究の間で活動しており，研究に関する若手の教育を時々しています．ご興味ある方，広島大学にぜひ見学にいらしてください．

第2章　難治性心室細動

場面2：ECPR～補助循環装置を用いた集中治療管理
2. VA-ECMOやImpella® 管理に必要な薬剤

内海　秀

● Point ●

・VA-ECMOやImpella® 管理中の抗凝固療法はヘパリンが第一選択

・出血合併症を起こさず，抗凝固作用を発揮するようAPTTによるモニタリングを行う！

・ヘパリン起因性血小板減少症（HIT）が疑われる際には，ヘパリンの使用を中止しアルガトロバンへ変更する！

症例の経過

　難治性VFとしてECMO（extracorporeal membrane oxygenation）を用いた心肺蘇生法（extracorporeal cardiopulmonary resuscitation：ECPR）を行い，循環維持を開始した．冠動脈造影検査で，冠動脈病変（♯6 100%）を認めており，経皮的冠動脈形成術を行い，ICUに入室となった．

　研修医：ECMO導入のときにヘパリンが投与されていましたが，ICUでも持続投与をした方がいいのでしょうか．
　上級医：そうだね，抗凝固療法を開始しないといけないね！ ところで，なぜ抗凝固療法をすると思う??
　研修医：…理由までは考えていませんでした．
　上級医：それではまずはECMO管理中に抗凝固療法が必要な理由から勉強してみよう！

1. 抗凝固療法とは

　抗凝固療法とは，血栓症を防ぐ治療法です．血栓ができる機序としてVirchowの3徴（血流のうっ滞，血管内皮障害，凝固異常）は皆さん覚えていますか?? 重症患者では，ベッド上での時間が多く血液がうっ滞しやすく，また手術や外傷，敗血症によるDIC（disseminated intravascular coagulation：播種性血管内凝固症候群）などさまざまな要因から血管内皮の障害や凝固異常などが起きうるので，血栓を生じるリスクが高いです．ですので，重症患者では抗凝固療法は必須であると考えられます．抗凝固療法としては，抗凝固薬による薬理学的介入と，下肢の圧迫（弾性ストッキングや間欠的圧迫装置など）や早期のリハビリテーションなどの非薬理学的介入が行われます．

表1 ECMOに使用する薬剤の比較

薬剤名	代表的商品名	作用部位	薬価	半減期	副作用	禁忌
未分画ヘパリン	ヘパリンナトリウム注（10,000単位/10 mL）	ATを介してトロンビン・活性型第X因子に作用	391円/1 V	40〜60分	出血合併症 HIT	なし
アルガトロバン	ノバスタン®HI注（10 mg/2 mL）	直接的にトロンビンに作用	1,264円/1 A	40〜50分	出血性脳梗塞 出血合併症 凝固障害 肝障害	出血傾向 血液凝固障害 意識障害を伴う広範な脳梗塞

薬価情報は2024年12月時点のもの.

2. VA-ECMO中に抗凝固療法を行う理由は？

VA-ECMO管理中の血液は体外に取り出され，ECMOポンプや膜型人工肺を通過します．これらの装置と血液の接触やECMOポンプによる機械的な血液の循環により血液凝固の亢進が起きるといわれています[1]．またECMOによって生み出される血流と自身の心拍出による血流の差もうっ滞の要因となり，血栓を形成する一因となっています．ECMO中の抗凝固療法は，体内の血栓形成の予防という観点に加えて，生命維持装置であるECMO装置内部の血栓を予防するという重大な役割があり，ECMOの維持のためには抗凝固薬による抗凝固療法が必須です．

ヘパリンによる管理が第一選択ですが[2]，日本では未分画ヘパリンとアルガトロバンが主に使用されます．海外では直接トロンビン阻害薬であるビバリルジンの使用が増えており，ヘパリンと比べて生存率や血栓合併症を減らす報告も複数あるので[3]，今後日本でも使用されていくのかもしれません．

1 未分画ヘパリン （表1）

ブタまたはウシの腸粘膜や肺組織から生成された生物由来製剤です．直接的な抗凝固作用はなく，アンチトロンビン（AT）を介して，ATが有するトロンビンと第Xa因子の不活性化作用を100〜1,000倍まで増幅させることで抗凝固効果を発揮します．保険適応は，DIC治療，血栓塞栓症の治療や予防，補助循環使用時の回路内の凝固の制御であり，ECMO管理以外でもICUで頻用される薬剤です．

> ● 処方例（体重50 kg時）[3]
> ・ECMOカニュレーション時：未分画ヘパリン50〜100単位/kgをボーラス投与
> ・ECMO管理中：未分画ヘパリン10〜20単位/kg/時を持続投与
> ・組成例：ボーラス投与後に生理食塩液40 mL＋ヘパリン10,000単位/10 mLで合計50 mLとして2 mL/時で開始（200単位/mL）
> ・モニタリング：APTT 60〜80秒（APTTの正常値の1.5〜2.5倍）で管理[4]
> ＊出血がある際にはAPTT 40〜60秒にするなど調整[3]

2 アルガトロバン （表1）

日本初の選択的抗トロンビン薬であり，後述するヘパリン起因性血小板減少症（heparin-induced thrombocytopenia：HIT）が疑われた際にヘパリンから変更をすることが多いです．

直接トロンビンに選択的に結合し，抗凝固作用を発揮します．保険適応は発症48時間以内の脳

レジデントノート Vol. 26 No. 17（増刊）2025　83 (3057)

血栓症急性期の治療，慢性動脈閉塞症の治療，AT低下患者，HIT II 型患者の血栓症の予防や体外循環時の凝固防止，です．

●処方例（体重50 kg時）

・ECMO管理中：当院ではAPTTを確認して0.3〜0.5 μ g/kg/分で開始（ヘパリンから変更されるケースが多いため）

　＊肝機能障害や出血リスクがある場合は0.2 μ g/kg/分への減量検討

・組成例：ノバスタン®HI 2 A（20 mg/2 mL）＋生理食塩液か5％ブドウ糖液30 mLで合計34 mLとして1.5 mL/時＝0.9 mg/時＝0.3 μ g/kg/分で開始

・モニタリング：APTT 60〜80秒（APTTの正常値の1.5〜2.5倍）で管理[4]

---

3. 抗凝固療法のモニタリングの手法

　日本における抗凝固療法のモニタリングには，活性化部分トロンボプラスチン時間（APTT）と活性化凝固時間（ACT）が主に使用されています．

　ACTはベッドサイドでも簡単に測定できる反面，血液希釈や血小板の機能や数，凝固因子の欠乏などさまざまな理由でヘパリンと無関係に延長するので[5]，APTTによるモニタリングが推奨されています．また，海外ではAPTTやACTに加えて，抗第 X a因子濃度の測定にも注目が集まっています[6]．抗第 X a因子濃度はヘパリンの阻害作用を直接測定しているためヘパリンの投与量や出血イベントとの相関がよいとされ[7]，APTT同様に有用な指標と考えられていますが，APTTと比べどちらがよいかの結論は出ていません．

　また，APTTを測定する間隔については現状決まったものはありません．当院では，ヘパリン持続静注の開始直後は1〜2時間の間隔で測定を行い，目標の範囲に到達していることを確認します．目標範囲に到達して以降は6〜8時間おきにモニタリングをして流量の調整を行います．

症例のつづき①

研修医：ヘパリン開始して6時間後のAPTTが200秒で過延長していました！ 一度中止して，再度APTTをみながら再開します．

上級医：了解！ ちなみにヘパリンの拮抗薬を知っている??

研修医：え…筋トレのときに飲むやつですよね!?

上級医：それはプロテインでしょ!! よし，これを機に学習しておこう！

---

4. ヘパリンの拮抗薬：プロタミン

　ヘパリンの作用を拮抗する薬にプロタミンがあります．プロタミンは魚類の精子に存在する低分子量の強塩基タンパクです．未分画ヘパリンと複合体を形成し，ヘパリンの効果を中和します．ヘパリン投与患者の出血傾向や体外循環離脱後のヘパリンの拮抗に適応があります．

●処方例

　ヘパリン1,000単位に対し1.0～1.5 mL（プロタミン硫酸塩として10～15 mg）の割合で，生理食塩液か5％ブドウ糖液100 mLに希釈して静脈投与を行う．

■ 注意点

　プロタミンショックという俗語が流通するくらい，プロタミン投与をした際には血圧低下をきたす場合があり，心停止例も報告されています．プロタミンは**10分以上かけて緩徐に静脈注射を行いましょう！** また，プロタミン投与の数時間後に再度ヘパリン濃度が上昇する現象（ヘパリン・リバウンド）や凝固系の抑制作用（血小板凝集の抑制や第Ⅴa・Ⅷa因子の抑制）により出血傾向をきたすこともあるので，投与してから数時間は厳密なモニタリングが必要です．

> **症例のつづき②（第4病日）**
>
> 研修医：ECMO回路の血栓がどんどん増えています‼ ATも正常（＞70％）なのに，APTTがなかなか延びなくて…．
>
> 上級医：血小板も低下しているね．鑑別すべき疾患はあるかな？
>
> 研修医：DICとかでしょうか…？
>
> 上級医：それも重要な鑑別だけど，ヘパリン投与中の場合は忘れてはいけない鑑別としてHITがあるから，忘れずに評価しよう！

5. HITの評価・診断・対応

1 機序

　ヘパリン起因性血小板減少症（HIT）とは，ヘパリンが血小板第Ⅳ因子と複合体を形成することで，自己抗体であるHIT抗体が産生され，血小板の低下や血栓症をきたす疾患です．

2 診断

　4 T'sスコア（表2）による臨床診断を行い，疑わしければ抗HIT抗体を測定します．

3 分類

　主に2つの病型に大別されます（表3）．Ⅱ型では動静脈血栓症の合併が多く，ヘパリン中止のうえ，アルガトロバンによる抗凝固療法が必要となります．

4 治療

　ヘパリンの中止が基本です．ECMO中は抗凝固薬は必要なので，アルガトロバンに変更し抗凝固療法を継続します．

表2 4T's スコア

4T'sカテゴリー	2点	1点	0点
血小板減少	＞50％の減少 かつ最低値≧2万/μL	30〜50％の減少 または最低値1〜1.9万/μL	30％＞の減少 または最低値＜1万/μL
血小板減少の タイミング	ヘパリン投与後5〜10日の明確な発症 または過去30日以内にヘパリン投与歴のある場合の1日以内の減少	ヘパリン投与後5〜10日の不明確な発症 または10日以降の血小板減少 または過去31〜100日以内にヘパリン投与歴がある場合の1日以内の減少	今回のヘパリン投与による4日以内の血小板減少
血栓症や その他の後遺症	新たな血栓症の発症 皮膚の壊死 ヘパリン大量投与時の急性全身反応	血栓症の進行や再発 皮膚の発赤 血栓症の疑い	なし
血小板減少症の ほかの原因	明らかに血小板減少の原因がほかにない	ほかに疑わしい血小板減少の原因がある	ほかに明確な血小板減少の原因がある

6点以上が高リスク. 文献8より引用

表3 HITの分類

	Ⅰ型	Ⅱ型
発症	ヘパリン投与後1〜4日	ヘパリン投与後5〜10日
機序	非免疫学的機序	ヘパリン依存性抗体の出現 （主に抗PF4ヘパリン複合体抗体）
血小板数	10万/μL	＞20万/μLまたは＞50％の減少
合併症	なし	動静脈血栓（心・脳・下肢・肺）
経過	ヘパリン継続可，自然に回復	ヘパリンの中止ですみやかに回復
治療	基本的に不要	アルガトロバンに変更し抗凝固療法を継続

PF4：血小板第Ⅳ因子
文献9より作成

症例のつづき③

上級医：ECMO管理中の凝固管理の重要性を確認できたね!!

研修医：質問ですが，補助循環用ポンプカテーテル（Impella®）の使用時でも凝固管理は同じでしょうか??

上級医：いい質問だね. Impella®時の抗凝固療法についてまとめておこう.

Column

Impella®時における抗凝固療法

Impella®ではヘパリンの持続静注に加えて，パージ液（モータ内への血液の侵入やポンプ内での凝固を防ぐために，Impella®内部を血流と逆方向に流れている液体）の中にもヘパリンが使用されているので，Impella®中の抗凝固療法は持続静注のヘパリンとパージ液のヘパリンにより行われていることになります. 複雑そうですが，パージ液の流量は変更することはないので，基本的なAPTT管理はVA-ECMOと同様に持続静注のヘパリンの流量を変更して行い，パージ液内のヘパリン影響の存在を認識しておくくらいでよいと思います.

引用文献

1) Millar JE, et al：The inflammatory response to extracorporeal membrane oxygenation（ECMO）：a review of the pathophysiology. Crit Care, 20：387, 2016（PMID：27890016）

2) Helms J, et al：Anticoagulation in adult patients supported with extracorporeal membrane oxygenation：guidance from the Scientific and Standardization Committees on Perioperative and Critical Care Haemostasis and Thrombosis of the International Society on Thrombosis and Haemostasis. J Thromb Haemost, 21：373-396, 2023（PMID：36700496）

3) McMichael ABV, et al：2021 ELSO Adult and Pediatric Anticoagulation Guidelines. ASAIO J, 68：303-310, 2022（PMID：35080509）

4) Hou X：Anticoagulation monitoring in extracorporeal membrane oxygenation. Perfusion, 36：438-439, 2021（PMID：34142892）

5) Rajsic S, et al：aPTT-guided anticoagulation monitoring during ECMO support：A systematic review and meta-analysis. J Crit Care, 77：154332, 2023（PMID：37244207）

6) Sun J, et al：Comparison of anticoagulation monitoring strategies for adults supported on extracorporeal membrane oxygenation：A systematic review. Heart Lung, 61：72-83, 2023（PMID：37167901）

7) Descamps R, et al：Anti-Xa activity and hemorrhagic events under extracorporeal membrane oxygenation（ECMO）：a multicenter cohort study. Crit Care, 25：127, 2021（PMID：33810800）

8) Warkentin TE：Heparin-induced thrombocytopenia：diagnosis and management. Circulation, 110：e454-e458, 2004（PMID：15520327）

9) Greinacher A, et al：Autoimmune heparin-induced thrombocytopenia. J Thromb Haemost, 15：2099-2114, 2017（PMID：28846826）

プロフィール

内海　秀（Shu Utsumi）
広島大学大学院 医系科学研究科 救急集中治療医学 特命助教
ECMO管理中の抗凝固は管理の肝です！ 本稿が皆様の少しでもお力になれば幸いです！

| 第2章 | 難治性心室細動 |

場面2：ECPR〜補助循環装置を用いた集中治療管理
3. 輸血製剤

菊谷知也

●Point●

・制限的な輸血戦略（Hb＜7 g/dで輸血）が一般的に支持されており，状態が安定しているICU患者では，Hb 7.0〜9.0 g/dLを目標に赤血球輸血を行う

・MTPとは，大量出血時に迅速かつ効果的に血液製剤を投与するための標準化されたプロトコルである．RBC：FFP：PCを1：1：1の比率で投与する

はじめに

　ICU患者の約30〜50％が入院中に輸血を必要とするとされています．ここでは各輸血製剤の目的や適応，MTP（massive transfusion protocol：大量輸血プロトコル），輸血の副作用についてみていきましょう．

症例の経過

　第3病日．バイタルサインは安定して経過しており，心エコーでも心機能は改善傾向だが，ECMOを離脱するにはまだ時間がかかりそうである．本日の血液検査では，ヘモグロビン（Hb）は6.5 g/dL，フィブリノゲンは200 mg/dL，血小板は8万/μLであった．

研修医：バイタルサインは落ち着いていますが，Hb値が6.5 g/dLと低いです．輸血をした方がよいでしょうか．

上級医：輸血といってもさまざまな製剤があるよね．各製剤の一般的な適応は知っているかな？

研修医：自分で輸血の判断をしたことがなく，あまり意識していませんでした．

上級医：それでは輸血の目的と一般的な輸血開始基準について見ていこう．

1. 輸血製剤の種類，目的，適応 （表）

1 赤血球輸血 （RBC）

　赤血球輸血の目的は組織への酸素供給を増やすことです．

表　各輸血製剤のまとめ

	照射赤血球 RBC 2単位	新鮮凍結血漿 FFP 2単位	照射濃厚血小板 PC-10単位
目的	ヘモグロビンを上昇させることによる酸素供給の増加	凝固因子の補充による止血の促進	血小板の補充による止血の促進もしくは出血の防止
投与基準・閾値	ヘモグロビン 7 g/dL 心疾患では 8 g/dL	大量出血時や高度の凝固障害の際 フィブリノゲン 150 mg/dL	中心静脈カテーテル留置： 血小板 2万/μL 外科手術や活動性出血： 血小板 5万/μL
容量	約280 mL	約240 mL	約200 mL
薬価	18,132円	18,322円	81,744円
血液型未確定時	O型を投与	AB型を投与	AB型を投与
保存方法・期間	冷蔵（2〜6℃）保存 採血後28日間	冷凍保存/採血後1年間 解凍後は冷蔵（2〜6℃）保存し，24時間以内に投与	常温（20〜24℃）保存・要振盪 採血後4日間

薬価情報は2024年12月時点のもの.

$$酸素供給量（DO_2）＝心拍出量×動脈血酸素飽和度×1.34×Hb濃度×10$$

　上記の式で規定されるように，Hbは酸素供給において重要な役割を果たします.

　どのくらいのHb値で赤血球輸血を開始するかについて，制限的輸血戦略（Hb < 7 g/dLで輸血開始）と寛容的輸血戦略（Hb < 10 g/dLで輸血開始）を比較したランダム化比較試験が複数行われています[1〜3].　多くの試験では制限的輸血戦略の方が，死亡などのアウトカムがよい，もしくは劣らないという結果になっています.　したがって，状態が安定している成人患者ではHb 7 g/dL未満で輸血を開始します.　例外としては，心臓術後，心筋梗塞患者などでは，より高めのHb値を保つ方がよいことを示唆する結果もあります[4,5].　状態が安定しているICU患者では，Hb7.0〜9.0 g/dLを目標に赤血球輸血を行います.

　RBC投与によるHb値の上昇は以下の式で予測されます.

$$予測上昇Hb値＝\frac{投与したHb量（g）}{循環血液量（dL）}$$

　例えば献血者の血中Hb値が15 g/dLとして，血液400 mL由来のRBC（2単位）の製剤内に含まれるHbは15×4＝60 gとなります.　これを患者に投与した場合，その患者の体重が60 kgとすると，循環血液量（約70 mL/kg）は60×70＝4,200 mL＝42 dLのため，予測上昇Hbは60/42≒1.4 g/dLとなります.

❷ 新鮮凍結血漿（FFP）

　FFPは凝固因子，特にフィブリノゲンの補充の目的で用いられます.　あくまで大量輸血を必要とする外傷・手術などの患者を対象とした治療的投与であり，大量輸血を必要としない症例におけるFFPの予防的な輸注は推奨されていません（大量出血がない患者に，"低フィブリノゲン血症の治療のため"の投与はしません）.　大量出血の際は，フィブリノゲン150 mg/dLを保つようにFFPの投与を行います.

　FFPは凍結保存されており，解凍後は24時間以内に使用します（以前は3時間以内でしたが

2018年に改定されました). 解凍後, すぐに使用できない場合は, 冷蔵 (2～6℃) 保存します.

3 濃厚血小板 (PC)

血小板は一次止血において重要な役割を果たします. 血小板輸血の目的は, 血小板を補充することにより止血を図ること, または出血を防止することです. 中心静脈カテーテル留置の際は2万/μL, 外科手術や活動性出血の際は5万/μLを目安に血小板を輸血します. 血小板製剤10単位は約200 mLで, 血小板数は2.0×10^{11}個以上含まれます. 血小板増加数は以下の式で予測されます.

$$予測血小板増加数 (/\mu L) = \frac{輸血血小板総数}{循環血液量 (mL) \times 10^3} \times \frac{2}{3}$$

式の最後の×2/3は, 輸血した血小板の約1/3が脾臓に捕捉されるための補正係数です.

体重50 kgの患者に濃厚血小板10単位を投与した場合, 約4万/μL上昇します.

血小板製剤は常温 (20～24℃) で緩やかに振盪しながら保存します. 振盪により, pHを維持して酸性化を防ぎ血小板機能を保ったり, 凝集を防止する効果があります.

症例のつづき①

第5病日. 患者の血圧が突然低下した. ECMOの流量も低下しており不安定になっている. 調整晶質液を急速投与すると, 一時的にECMOの流量が保たれ, 血圧が上昇するものの, 輸液の負荷をやめるとすぐにECMO流量と血圧が低下する.

診察するとECMO送血管刺入部に腫脹と持続する外出血がみられた. また胃管からの排液が血性となり量も増えている.

研修医：まずは刺入部を圧迫して…. それから上部消化管内視鏡も必要そうです！ 血液ガス分析のHbは10 g/dLあるので輸血は不要ですね.

上級医：数字だけで輸血不要と判断してはいけないよ. 重篤な出血性ショックの状態だから, MTPを起動しよう.

---

2. 大量輸血プロトコル (MTP)

1 Hb濃度に注意！

急性出血の場合はHb濃度の低下は遅れるので注意が必要です. 出血した場合, 血漿と血球成分が同時に失われるので, 出血直後にはHb濃度は下がりませんが, 時間が経つと代償により血管内に体液が移動し血液が希釈され, Hb濃度が下がってきます (図1). つまり単回の検査のHb濃度だけでは急性出血の程度の評価は難しく, Hb値にかかわらず輸血が必要になります.

2 MTPの考え方

MTPとは, 出血性ショックに対する治療戦略であり, あらかじめ決められたRBC：FFP：PC比率で輸血を行う戦略です. 特に輸血を要する外傷において, 有用性が示唆されています. RBC：FFP：PCの投与比率を1：1：1とするのが主流です[6]. 血液型が不明の救急での外傷患者の場合

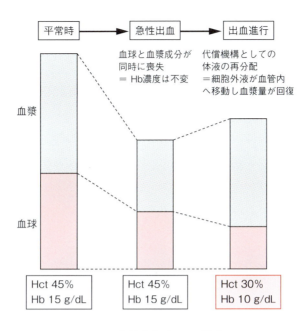

図1　急性出血時のHb濃度

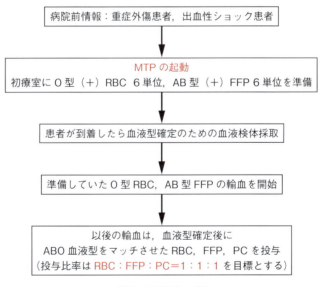

図2　MTPの一例

は，O型のRBCとAB型のFFPを，例えば6単位ずつ患者の来院前に救急外来に準備しておき，患者来院後に血液型確定のための血液を採取したら，患者の血液型判明前に投与します．施設によりさまざまなMTPがありますが，一例を図2に示します．

　大量出血患者ではFFPを早期に投与して凝固を補助することが重要ですが，FFPは解凍までに20分程度時間がかかります[7]．海外ではFFPは解凍後5日間の保管が認められており，解凍したFFPを常備している施設もありますが，日本では解凍したFFPを常備できません．**FFPは一度解凍すると製剤の破棄の可能性もあります**．貴重な輸血製剤が破棄になることがないように心がけ

ながらMTP起動の判断をしなければなりません.

> **症例のつづき②**
>
> 　送血管刺入部からの出血は外科的に止血を行い，その後上部消化管内視鏡検査で胃潰瘍からの出血に対して，緊急で止血を行った．止血までに大量の輸血を要したが，止血後はECMO流量も安定した.
>
> 　上級医：たくさん輸血が必要だったね．大量の輸血が必要な際に気をつけることは何かわかるかい？
> 　研修医：アナフィラキシーや感染症でしょうか.
> 　上級医：それらも一般的な副作用として重要だね．しかし大量輸血の際は，特別な問題にも注意が必要なんだ．大量輸血の副作用についてみていこう.

3. 大量輸血の副作用や注意点

1 電解質異常

　大量輸血では輸血製剤に含まれるカリウムによる高カリウム血症や，輸血製剤内のクエン酸による低カルシウム血症などが問題になります．高カリウム血症の予防としては輸血時にカリウムの除去フィルターを用います．また，カルシウムイオンは凝固因子でもあるので，イオン化カルシウムレベルをモニターし正常範囲〔目安：2.2～2.6 mEq/L（1.1～1.3 mmol/L）〕に保つようにカルシウム製剤を投与します.

2 低体温

　大量輸血時には冷蔵保存されていた輸血製剤による低体温が問題になります．レベル1™システム1000のような急速輸血・輸液加温装置で輸血製剤を加温しながら投与します．ECMO装着中の患者では，ECMO回路に付随する熱交換器による体温コントロールもできます.

3 希釈性凝固障害

　大量出血が起こった場合に，等張晶質輸液やRBCの輸血ばかりが優先されてしまうと，血液中の凝固因子や血小板を希釈し，凝固障害が生じることがあります．すでに述べたように，大量輸血時にはFFPやPCの投与も重要です.

4 その他

　輸血の副作用にはその他，アナフィラキシー，感染症（*Staphylococcus aureus*, *Escherichia coli*, *Morganella morganii* などの細菌感染，HBV，HCV，HIVなどのウイルス感染），輸血関連急性肺障害（transfusion related acute lung injury：TRALI），輸血循環過負荷などがあり，大量輸血の場合は当然これらのリスクも高まります.

> ## Column
>
> ### 貧血進行時は輸血するのみでよいか？
> ### 原因の検索と介入の余地についての検討
>
> ECMO管理中の患者では輸血を必要とすることが多いです．血液検査で貧血があれば輸血を行うだけでなく，その原因を考える姿勢が重要です．出血が疑われれば，送血管や脱血管の刺入部からの出血，消化管出血（胃管の排液や便性状），蘇生に伴う外傷による出血（肋骨骨折に伴う血胸や肝損傷などからの腹腔内出血）などがないかをチェックします．また出血以外でも，ECMOの過剰な回転数，強い脱血圧などは溶血につながるので，血尿の確認や，ECMO設定の適正化も重要です．どうしても出血のコントロールが困難な場合は，回路血栓リスクを承知のうえで抗凝固療法の目標のACTやAPTTを低く設定したり，抗凝固薬なしでECMOを管理することも考えられます．

Advanced Lecture

■1 クリオプレシピテート

クリオプレシピテートとは，凍結されたFFPを時間をかけて低温で解凍する過程で得られる沈殿物です．この沈殿物には，高濃度のフィブリノゲンなどの凝固因子が含まれています．海外では大量出血時の凝固障害における低フィブリノゲン血症に用いられています．本邦には供給体制がなく，施設によっては院内で作成しています．

■2 フィブリノゲン濃縮製剤（フィブリノゲンHT静注用）

外傷による凝固障害において，海外ではクリオプレシピテートと同様に使用されていますが，本邦で保険適応があるのは，先天性低フィブリノゲン血症の出血傾向と，産科危機的出血に伴う後天性低フィブリノゲン血症のみです．外傷による後天性低フィブリノゲン血症には保険適応がないため，適応外使用となります．2024年12月現在の薬価は1瓶（1g）あたり52,165円と高額です．

おわりに

輸血は貴重な医療資源であり，投与によるリスクもあるため，その目的と適応，リスクを十分に認識したうえで使用します．

本邦ではクリオプレシピテートやフィブリノゲン濃縮製剤が外傷に使用しづらい環境にあり，また使用できる施設も限られています．大量出血時，フィブリノゲン補充にはFFPを使用せざるを得ず，FFPも使用期限の問題から，解凍したまま常備できないという問題があり，これらの改善が望まれます．

引用文献

1) Hébert PC, et al：A multicenter, randomized, controlled clinical trial of transfusion requirements in critical care. Transfusion Requirements in Critical Care Investigators, Canadian Critical Care Trials Group. N Engl J Med, 340：409-417, 1999（PMID：9971864）

2) Holst LB, et al：Lower versus higher hemoglobin threshold for transfusion in septic shock. N Engl J Med, 371：1381-1391, 2014（PMID：25270275）

3) Turgeon AF, et al：Liberal or Restrictive Transfusion Strategy in Patients with Traumatic Brain Injury. N Engl J Med, 391：722-735, 2024（PMID：38869931）

4) Carson JL, et al：Restrictive or Liberal Transfusion Strategy in Myocardial Infarction and Anemia. N Engl J Med, 389：2446-2456, 2023（PMID：37952133）

5) Murphy GJ, et al：Liberal or restrictive transfusion after cardiac surgery. N Engl J Med, 372：997-1008, 2015（PMID：25760354）

6) Holcomb JB, et al：Transfusion of plasma, platelets, and red blood cells in a 1：1：1 vs a 1：1：2 ratio and mortality in patients with severe trauma：the PROPPR randomized clinical trial. JAMA, 313：471-482, 2015（PMID：25647203）

7) 齋藤伸行，他：救命救急センターにおける大量輸血プロトコルに関する実態調査．日本救急医学会雑誌，28：787-793, 2017

プロフィール

菊谷知也（Kazuya Kikutani）

広島大学大学院 医系科学研究科 救急集中治療医学

働き方改革により勤務時間の制限が厳しくなったことで，研修医やレジデントの先生方が経験できる症例の数が少なくなっていると思います．ぜひ一つひとつの症例を大切にしていただきたいと思います．

第2章 難治性心室細動

場面3：挿管中の管理
4. 持続鎮痛薬

細川康二

● **Point** ●

・患者の疼痛は，BPSやCPOTなどのスケールで評価する

・まずは，鎮静よりも鎮痛を重視する

・オピオイド鎮痛薬の投与は持続静注で行う

・オピオイド鎮痛薬の副作用として，便秘があり対応が必要になる

はじめに

　生命維持装置などのデバイス管理中は，鎮静と鎮痛を行います．デバイスの計画外抜去のリスクを減らし，患者さんの臥床やデバイス挿入に伴う苦痛を軽減する目的です．ただし，その鎮静や鎮痛は，患者さんに合わせて必要な最小限の量とするようにします．鎮痛は，鎮痛スケールを使って調整します．また，副作用にも注意をはらいましょう．

> **症例の経過**
>
> 　緊急でVA-ECMOが装着され，ICUに入室となった．気管挿管されており，意識はない．ICU入室時は鎮静薬と鎮痛薬は投与されていなかった．VA-ECMOの送血温は36℃に設定して，蘇生後の高体温を避ける管理をはじめた．
>
> 　研修医：意識が評価できるまで鎮静せずに，経過観察でよいでしょうか．
> 　上級医：普段，VA-ECMO装着されて，人工呼吸されている患者にはどうしているかな．
> 　研修医：いつもはプロポフォールとフェンタニルを使っていると思います．この患者さんも気管挿管の苦痛はあると思います．
> 　上級医：そうだね．意識がない患者さんもさまざまな苦痛を感じている可能性があるね．
> 　研修医：では，この患者さんにも，鎮痛をはじめればよいでしょうか．
> 　上級医：その通り！　では，具体的な目的と処方例について考えてみよう．

表1　気管挿管中のオピオイド鎮痛薬の比較

	投与量	効果発現までの時間	効果持続時間	副作用	禁忌	薬価
フェンタニル	0.5〜2μg/kg/時	迅速	作用は30分〜1時間とされるが，投与時間が延びると作用消失までの時間が延長する	便秘，嘔気・嘔吐，呼吸抑制，筋硬直，徐脈，尿閉，掻痒	過敏症の既往歴のある患者など	0.5 mg/10 mLで887円（1日1mgの使用で1,774円）
レミフェンタニル	0.05〜0.2μg/kg/分	迅速	3〜5分程度とされる	呼吸抑制，筋硬直，嘔気・嘔吐，シバリング	過敏症の既往歴のある患者など	2 mgで935円（1日4 mgの使用で1,870円）
モルヒネ	1〜3 mg/時	迅速	4時間程度	便秘，嘔気・嘔吐，呼吸抑制，ヒスタミン遊離，口渇，掻痒，眠気	呼吸抑制のある患者，気管支喘息発作中の患者など	50 mgで1,371円（1日50 mgで1,371円）

文献1などを参考に作成
薬価情報（参考値）は2024年12月時点のもの．

1. 投与の開始と投与量の調整

　蘇生後の鎮静と鎮痛は少量から開始すればよいでしょう．日ごろ，自身の施設でどれくらいの鎮静と鎮痛が投与されているかを知っておき，その量を標準投与量と考えておきましょう．体温管理療法（targeted temperature management：TTM）を行う場合は，シバリングが起きることがあります．筋弛緩薬で抑制することもありますが，鎮静と鎮痛で抑制できる場合もあります．しかし，明らかな意識障害があるときに鎮静を行うか否かは施設によって方針が違うと思います．本稿では少量の鎮静と鎮痛を安全管理の目的に使うことを提案します（鎮静については次稿**第2章-5**を参照）．

　今回の症例とは違って，意識のある状態で，肺炎などが悪化し人工呼吸管理が必要となった場合，気管挿管の際に鎮静薬と鎮痛薬がボーラス投与されます．その後，鎮静薬と鎮痛薬の持続投与を開始します．気管挿管の際の投薬については，**第1章-7・8**を参照してください．

1 投与の開始

　意識が確認できるまで，鎮静も鎮痛も行わないというのも，1つの考え方だと思います．ただし，急に意識が戻り，デバイスの計画外抜去が起きるリスクもあります．これを防止するために常時監視しないといけない，というのは現場ケアの負担になります．そのため，夜間や反応が増加してきているときには，鎮静と鎮痛を行います．

　ここでは，当施設で用いている鎮痛処方を紹介します（**表1**）．今回の症例の場合には，鎮痛は通常どおりかその半分くらいの量で行い，鎮静は半分か1/4程度で行って経過をみることを提案します．ただし，各施設の考え方があると思いますので，上級医に確認してください．

●処方例（体重50 kg時）

　フェンタニル注（0.5 mg/10 mL：0.05 mg/mL）2 Aに生理食塩液20 mLを加えて，計40 mLとしたもの（25μg/mL）を，1〜4 mL/時（0.5〜2μg/kg/時）で開始し，適宜調整する．さらなる疼痛緩和を考える場合は，1〜2 mL（0.5〜1μg/kg）のボーラス投与を行い，持続投与量を0.5 mL/時ずつ増量し，6 mL/時まで増量可．

表2　BPS（behavior pain scale）

項目	説明	スコア
表情	穏やかな	1
	一部硬い（例えば，眉が下がっている）	2
	完全に硬い（例えば，まぶたを閉じている）	3
	しかめ面	4
上肢の動き	全く動かない	1
	一部曲げている	2
	指を含め完全に曲げている	3
	ずっと引っ込めている	4
人工呼吸器との同調性	同調している	1
	ときに咳嗽があるが，大部分は人工呼吸器に同調している	2
	人工呼吸器とファイティング	3
	人工呼吸器の調節がきかない	4

文献2より引用

② 鎮痛の評価と投与量の調整

　看護師が鎮痛の程度を評価し，鎮痛薬の持続投与量を変更する施設が多くなっています．気管挿管患者の鎮痛の程度を評価する方法には，BPS（behavior pain scale，表2）やCPOT（critical care pain observation tool，表3）があります．ほかにも，浅い鎮静管理の間であればVAS（visual analog scale）やNRS（numerical rating scale）が利用可能です．

　医師からは，「目標BPS 4点以下」，「目標CPOT 2点以下」などと指示しておき，看護師と鎮痛の重視を共有します．

　過剰な鎮静や鎮痛は，人工呼吸期間を延ばし，ICU在室日数を伸ばすので，避けます．そのために，表2，3のようなスケールを使って，調整をします．

●ここがピットフォール：鎮静が深いときの鎮痛評価！

鎮静が深いと，患者さん本人から痛みの具合を聞きとって評価することができません．鎮静を浅くしても，患者さんに苦痛がなくデバイスの事故抜去のリスクが低い状況であれば，鎮静を減らして鎮痛を評価できます．また，看護師の多い日中に，短時間鎮静を軽減して，鎮痛の具合を評価することができます．

表3 CPOT (critical care pain observation tool)

指標	説明		得点
表情	筋の緊張が全くない	リラックスした状態	0
	しかめ面・眉が下がる・目をつぶる，まぶたや口角の筋肉が引きつる	緊張状態	1
	上記の顔の動きに加え，まぶたを強く閉じる	顔をゆがめている状態	2
体動	全く動かない（必ずしも無痛を意味していない）	動きの欠如	0
	緩慢かつ慎重な動作・疼痛部位を触ったりさすったりする動作・体動時注意をはらう	保護的	1
	チューブを引っ張る・起き上がろうとする・手足を動かす/ばたつく・指示に従わない・医療スタッフを叩く・ベッドから出ようとする	落ちつきがない状態	2
筋緊張（上肢の他動的屈曲と伸展）	他動運動に抵抗しない	リラックスした状態	0
	他動運動に抵抗する	緊張状態・硬直状態	1
	他動運動に強く抵抗し，完全に動かすことができない	極度の緊張状態あるいは硬直状態	2
人工呼吸器の順応性（挿管患者）	アラームの作動がなく，人工呼吸器と同調した状態	人工呼吸器または運動に同調している	0
	アラームが自然に止まる	咳き込むが同調している	1
	非同調：人工呼吸の妨げ，頻回にアラームが作動する	人工呼吸器とファイティング	2
または			
発声（挿管していない患者）	普通の調子で話すか，無音	普通の声で話すか，無音	0
	ため息・うめき声	ため息・うめき声	1
	泣き叫ぶ・すすり泣く	泣き叫ぶ・すすり泣く	2

文献3より引用

3 鎮痛薬の変更

　最近，手術室からレミフェンタニルが持続静注された状態でICUに入室する頻度が増えています．鎮痛を継続するのに，フェンタニルに切り替える場合があります．当施設では，単純に切り替えて問題が生じていません．ただし，薬物血中濃度と作用を考えると，フェンタニルのボーラス投与ののち数分で，レミフェンタニルを終了するのがよさそうです．

●処方例（体重50 kg時）

・レミフェンタニル（2 mg/20 mL：0.1 mg/mL）を，2.1 mL/時（0.07 μg/kg/分）で投与中．

→（変更後）

・フェンタニル注（0.5 mg/10 mL）2 Aに生理食塩液20 mLを加えて，計40 mLとしたもの（25 μg/mL）を，1〜4 mL/時（0.5〜2 μg/kg/時）で開始し，適宜調整する．

症例のつづき

　第6病日．VFの再発はみられないが，VA-ECMOはまだ離脱できていない．人工呼吸器管理下で，鎮静と鎮痛を継続している．

　研修医：経腸栄養は開始しましたが，入室してから排便が1度もありませんね．
　上級医：どうしたらよいと思う？
　研修医：経腸栄養を止めた方がよいでしょうか．
　上級医：できれば栄養は中止したくないので，薬剤による排便補助という考えはどうかな．

2. オピオイド鎮痛薬の副作用

1 排便障害

　オピオイド鎮痛薬を使用中は排便障害が多く起きます．早期経腸栄養の成功とも関係しますが，薬物的排便コントロールが重要です．詳細は**第2章-8**を参照してください．

2 オピオイド鎮痛薬の減量

　RASSなどの鎮静スケール（**第2章-5参照**）を利用して適切な鎮静に調整し，そのうえで鎮痛スケールを用いて必要最小限のオピオイド鎮痛薬に減量することも考えましょう．そのために，アセトアミノフェンの静注薬（アセリオ®）や内服での鎮痛補助が有用です．

> **●処方例（体重50 kg時）**
> ・アセリオ®（1,000 mg/100 mL）8時間ごと

おわりに

　体外循環や人工呼吸管理中に鎮痛が必要と判断される場合，鎮痛薬，特にオピオイド鎮痛薬を併用します．投与量はBPSなどの鎮痛スケールを用いて，看護師と共通認識をもって調整し，必要な量を探ります．副作用としての便秘にも配慮しつつ，苦痛の軽減をはかります．

引用文献

1) 日本麻酔科学会：麻酔薬および麻酔関連薬使用ガイドライン 第3版第4訂．Ⅱ 鎮痛薬・拮抗薬．2015
   https://anesth.or.jp/files/pdf/analgesics_and_antagonists_20190905.pdf

2) Payen JF, et al：Assessing pain in critically ill sedated patients by using a behavioral pain scale. Crit Care Med, 29：2258-2263, 2001（PMID：11801819）

3) Gélinas C & Johnston C：Pain assessment in the critically ill ventilated adult：validation of the Critical-Care Pain Observation Tool and physiologic indicators. Clin J Pain, 23：497-505, 2007（PMID：17575489）

参考文献・もっと学びたい人のために

1) 日本呼吸療法医学会 人工呼吸中の鎮静ガイドライン作成委員会：人工呼吸中の鎮静のためのガイドライン．人工呼吸，24：146-167, 2007
2) 一二三 亨, 他：外傷患者における鎮痛・鎮静管理．救急医学，48：434-440, 2024
3) 茂呂悦子, 布宮 伸：Theme3 鎮静評価と管理の基本ルール．呼吸器ケア，13：284-290, 2015
　↑この文献以外にもこの号は鎮静・鎮痛についての現状が理解できます．

プロフィール

細川康二（Koji Hosokawa）
福井大学医学部附属病院 集中治療部
編集の先生方の属される広島大学救急集中治療から，2021年に福井に移り，全身麻酔下手術の術後と院内急変対応が中心のICUで，たまに救急と小児の集中治療をしています．麻酔科ではロボット麻酔が行われていておもしろいです．感染症科の若手と月1回勉強会をしています．若い人たちに引っぱられて勉強を続けています．

第2章 難治性心室細動

場面3：挿管中の管理
5. 持続鎮静薬

細川康二

●Point●

- ・鎮静度の評価は，RASSなどで行う
- ・生命維持装置の装着時は深い鎮静度となるが，鎮静目的をよく考えて，軽くできないか日々評価する
- ・目標RASS値を看護師と共有する
- ・鎮静薬による鎮静だけではなく，せん妄と睡眠障害への対応を合わせて考える

症例の経過

　第7病日．VA-ECMOが継続中である．意識レベルが改善しているかどうか確認したいが，RASS −4であり，鎮静が過剰な可能性がある．

研修医：鎮静しているために，蘇生後の意識レベルの確認ができていません．
上級医：普段なら，鎮静を中断して確認しているよね．今回もそうしていいかな？
研修医：そうしたいのですが，鎮静を切ると，計画外デバイス抜去が起きないか心配です．
上級医：大事なポイントだね．意識レベルの確認は，安全に行える方法を考えることが重要だよ．
研修医：今日の午後なら人が多いので，そばで見ておくことができそうです．

はじめに

　持続鎮静の目的は，患者さんの苦痛の軽減と安全管理です．しかし，ミダゾラムなどのベンゾジアゼピンによる深い鎮静にはせん妄の増加や睡眠の異常などの害が多く，必要性を日々評価することが重要です．プロポフォールやデクスメデトミジンなどの薬剤は，鎮静度を軽くできるので，よく使用されています．鎮静を軽減すると，人工呼吸離脱が早くなり，ICU在室日数が減ります．Richmond Agitation-Sedation Scale（RASS）などの鎮静スケールを使って，目標の鎮静度をめざして看護師との共通認識をもって鎮静を行います．

表1　RASS（Richmond Agitation-Sedation Scale）

スコア	用語	記述
＋4	闘争的	明らかに闘争的であるか，暴力的である．スタッフへの危険が差し迫っている．
＋3	強い不穏	チューブまたはカテーテルを引っ張ったり抜いたりする．または，スタッフに対して攻撃的な行動がみられる．
＋2	不穏	頻繁に目的のない動きがみられる．または，人工呼吸器との同調が困難である．
＋1	落ち着きがない	不安，あるいは心配そうであるが，動きは攻撃的であったり，激しく動くわけではない．
0	意識が清明で穏やか	
−1	傾眠	完全に清明ではないが，声に対し持続的に開眼し，アイコンタクトがある（10秒を超える）．
−2	浅い鎮静	声に対し短時間開眼し，アイコンタクトがある（10秒未満）．
−3	中程度鎮静	声に対してなんらかの動きがある（しかし，アイコンタクトがない）．
−4	深い鎮静	声に対し動きはみられないが，身体刺激で動きがみられる．
−5	覚醒せず	声でも身体刺激でも反応はみられない．

評価方法
1. ・患者を観察する．患者は意識が清明で穏やかか？（score 0）
   ・患者は落ち着きがない，あるいは不穏とされるような行動がみられるか？（score ＋1〜＋4，上記のクライテリアの記述を参照）
2. ・もし患者が覚醒していない場合，大きな声で患者の名前を呼び，開眼し，こちらを見るように指示する．必要であればさらに一回繰り返す．こちらを持続的に見るよう促す．
   ・開眼し，アイコンタクトがとれ，それが10秒を超えて継続するのなら，score −1．
   ・開眼し，アイコンタクトがとれるが，それが10秒を超えて継続しないのなら，score −2．
   ・声に対しなんらかの動きがあるが，アイコンタクトがとれないのなら，score −3．
3. ・患者が声に反応しない場合，肩をゆすり，それに反応がなければ，胸骨を圧迫する．
   ・これらに対し動きがみられるのならば，score −4．
   ・声にも身体刺激にも反応しないのならば，score −5．

文献1より引用

1. 鎮静の評価と目標鎮静度

鎮静度は日々評価します．そして，目標の鎮静度を日々チーム内で共有しましょう．

1 評価スケール

鎮静の評価にはスケールを使います．Richmond Agitation-Sedation Scale（RASS）がよく使われています（表1）．一般的な日中のRASSの目標は−1〜0としますが，今回の症例のように，計画外抜管が起きると命にかかわるようなデバイスが入っている場合は，RASSの目標は−4〜−3と低くします．

これ以外にも，Riker Sedation-Agitation Scale（SAS）やRamsay鎮静スコアがあります．

●ここがピットフォール：GCSで鎮静度を評価できるか？

鎮静度をGCSで評価している施設があるかもしれません．確かに，GCSも意識レベルを評価するよいツールだと思います（GCSだけではなく，眼球運動や瞳孔・角膜所見を加味したFOURスコアやJCSもあわせて学びましょう）．しかし，これでは興奮や不穏は評価できず，浅い鎮静度の評価もできませんので，あくまで意識レベルの評価に使う方がよさそうです．鎮静を浅くして，意識レベルの正常を確認できる場合，やはり，RASSで鎮静を評価するのがよいです．

表2 ICUでの主な持続鎮静薬

薬剤	商品名	投与量	利点	欠点	薬価
プロポフォール	プロポフォール，ディプリバン®	0.5〜3 mg/kg/時	短時間作用	血圧低下	743円（1 g/100 mL）
デクスメデトミジン	デクスメデトミジン，プレセデックス®	0.2〜0.7 μg/kg/時	浅い鎮静が行える	徐脈	2,542円（200 μg/50 mL）
ミダゾラム	ミダゾラム，ドルミカム®	0.03〜0.06 mg/kg/時	循環抑制が少ない	蓄積による覚醒遅延	115円（10 mg/2 mL）

薬価情報（参考値）は2024年12月時点のもの.

2 一般的な鎮静薬の使い分け

主な鎮静薬を表2に示します．鎮静薬の使い方は施設により異なります．鎮静薬は看護師が調整するので，その施設で慣れているものがよさそうです．1週間以上の長期間プロポフォールを使用することを嫌う施設もあり，その場合，ミダゾラムへの変更が行われます．私の施設では，特に術後患者さんには，抜管後も継続して使用することも多いデクスメデトミジンを気管挿管中から使い，プロポフォールの使用量を減らしています．普段から，鎮静薬はどれくらいの投与量か，知っておきましょう．

> ●処方例（体重50 kg時）
> ・プロポフォール（原液1 g/100 mL）5 mL/時からはじめて，適宜増減．中止可．最大12 mL/時
> ・デクスメデトミジン（原液200 μg/50 mL＝4 μg/mL）4 mL/時からはじめて，適宜増減．最大10 mL/時
> 上記でRASS −1〜0となるように鎮静．ただし，夜間はRASS −3でも可．

ほかに，ケタミン（ケタラール®）を持続鎮静薬として使用することが可能です．鎮痛作用があるので外科系疾患，外傷後や熱傷の症例で利用している施設があります．処置時の鎮静には有用で，ケタラール® 0.6〜1 mg/kgをボーラス投与後，下記を参考に持続投与します．

> ●処方例（体重50 kg時）
> ・ケタラール®（原液500 mg/50 mL）2 mL/時

鎮静薬に併用して，鎮痛薬や筋弛緩薬が使用されますので，他稿（第1章7・9）を参考にしてください．

3 鎮静プロトコルの使用

VA-ECMO挿入中は原則として深い鎮静を行い，計画外デバイス抜去のリスクを減らします．一方で，VA-ECMOの離脱後，人工呼吸器の設定が軽減できてきた場合，看護師によるプロトコルを用いた鎮静管理により，うまく鎮静度を下げられます．このときは，目標RASSを−2〜0などとして，看護師と共有しておきます．また，1日1回鎮静を中断するという決まりにすることも鎮静軽減につながります．

●**ここがポイント：鎮静軽減と鎮痛重視の鎮静・鎮痛管理をしよう**

日ごろから鎮静プロトコルを使うなどして鎮静を軽減することで，人工呼吸期間やICU在室期間が短縮します．また，人工呼吸器関連肺炎を減らすかもしれません．患者さんの状態が改善していくにしたがって，過剰な鎮静のままにするのではなく，鎮静を減らすように努めますが，この際，オピオイド鎮痛薬を多めとすることで鎮静薬の量をより減らせる可能性があります．

症例のつづき

同じく第7病日．VA-ECMOは抜去後で，人工呼吸管理が継続中である．RASS −2〜−1であり，鎮痛は十分されているようである．覚醒試験をすると，バタバタと手でベッドを叩き，指示に従ったり，従わなかったりする．

研修医：意思疎通はできそうにありません．せん妄でしょうか．

上級医：そうかもしれないね．どうしたらせん妄を評価できるかな？

研修医：CAM-ICUという言葉を聞いたことがあります．

上級医：では，せん妄の評価と対応について考えてみよう．

2. 鎮静の軽減とせん妄対策

近年のICUでの鎮静・鎮痛の考え方は，PADISガイドライン[2]に整理されています．このガイドラインは，①pain（痛み），②agitation/sedation（不穏/鎮静），③delirium（せん妄），④immobility（不動），⑤sleep disruption（睡眠障害）の5項目からなっています．これら複数の要素を総合的に考えながら，ICUでの鎮静を行います．せん妄も1つの対応すべき要素です（**第1章-10**も参照）．

1 せん妄の評価と対策

せん妄の評価はCAM-ICUで行います（**図**）．CAM-ICUの評価の最初に，鎮静の状態を評価します．RASSが−3〜＋4のとき，CAM-ICUのせん妄評価がはじめられます．RASS −4〜−5の深い鎮静状態ではせん妄の評価はできません．

CAM-ICU以外に，Intensive Care Delirium Screening Checklist（ICDSC）も利用されています．

せん妄と評価された場合，原因を考えて，可能ならその原因を除去します．興奮が強く危険ならば抗精神病薬のハロペリドール（セレネース®）を使用しますが，日常的には使用しません．

> ●**処方例（体重50 kg時）**
> ・2.5〜5 mgを筋肉注射，もしくは生理食塩液100 mLで希釈して30〜60分で点滴静注する．

2 睡眠と鎮静の違い

ICUでは睡眠の障害が多くみられます．鎮静薬の投与で，他覚的には眠っているようであって

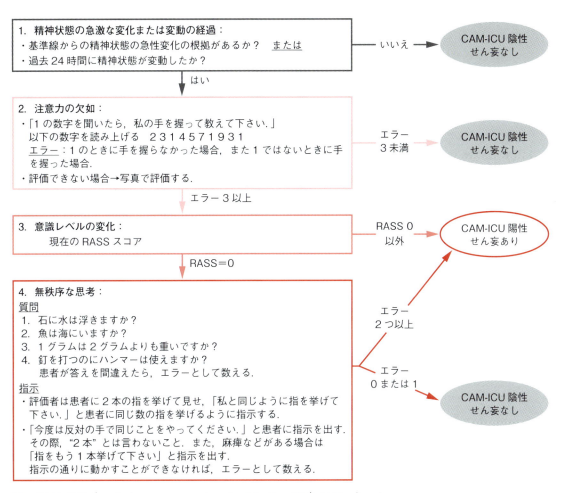

図 CAM-ICU (confusion assessment method for the ICU) フローシート
文献3より引用

表3 睡眠を妨げる因子

環境因子	生理的・病態生理学的因子
騒音，光，ベッドの快適さ，ほかのベッドサイドでの活動，訪問者（医療従事者または家族），部屋の空調システム，医療従事者の手洗い，悪臭	痛み，不快，暑過ぎ，または寒過ぎという感覚，呼吸困難，咳嗽，口渇感と空腹感，嘔気，便器／尿器の必要性
ケア関連因子	心理的因子
看護ケア，患者への処置，バイタルサイン測定，診断的検査，薬剤投与，ライン／カテーテルによる行動制限，モニター装置，酸素マスク，気管チューブ，尿道カテーテル	不安／心配／ストレス，恐怖，不慣れな環境，時間感覚の喪失，孤独感，プライバシーの欠如，病衣，就寝時ルーチンの欠失，担当看護師の名前を知らない，理解できない医学用語

文献2より引用

も，正常な睡眠とは違って熟眠感がなかったり，中途覚醒が起きていたりするようです．まずは薬剤による助けではなく，睡眠を妨げる因子（表3）を丁寧に除去しましょう．そのうえで積極的にレンボレキサント（デエビゴ®）などのオレキシン受容体拮抗薬で，睡眠導入を行うとよい

かもしれません.

●処方例（体重50 kg時）
・デエビゴ® 1回5 mg 眠前

Column

プロポフォールにかかわる問題

　プロポフォールは，よい鎮静が実現できる薬剤です．しかしながら，いくつかの問題が提起されています．1つは，プロポフォール注入症候群（propofol infusion syndrome：PRIS）です．これは，高濃度（一般に4 mg/kg/時以上とされます）のプロポフォールを48時間以上といった長期間投与する際に起きる稀な合併症で，代謝性アシドーシス，横紋筋融解などを生じるものです．ミトコンドリア機能の抑制や脂肪酸代謝に関連して起きると考えられています．致死的な病態であり，予防のために高濃度の長期使用を避ける必要があります．小児の人工呼吸中の鎮静としての使用で問題となり，禁忌とする方針がとられています．成人でも発生しますので，持続投与だけではなくボーラス投与量も含めた高濃度使用は注意が必要です．

　また，プロポフォールが脂肪製剤であることにも注意が必要です．高濃度で大量に使用する場合は，肝負荷となります．さらに，10％脂肪製剤と同等ですので，この分を投与カロリーの計算にも加える必要があります．

おわりに

　ICUでの鎮静は目的を考えて，必要のない鎮静を減らすようにします．鎮痛重視にすると鎮静薬を軽減しやすいでしょう．鎮静を減らすことで，計画外のデバイス抜去など安全上の問題が生じては困ります．しかし，鎮静による人工呼吸期間の延長などの不利益も多いので，日々評価をくり返すことが大切です．そして，目標の鎮静度をRASS値で設定して看護師と共通の認識でケアを行います．鎮静を軽減している場合は，せん妄や睡眠の障害にも目を向けた対応が必要です．

引用文献

1) 卯野木 健, 他：Richmond Agitation-Sedation Scale 日本語版の作成. 日本集中治療医学会雑誌, 17：73-74, 2010
2) 日本集中治療医学会：PADISガイドライン 日本語訳. 集中治療室における成人患者の痛み, 不穏/鎮静, せん妄, 不動, 睡眠障害の予防および管理のための臨床ガイドライン. 2019
   https://www.sccm.org/SCCM/media/SCCM/PDFs/PADIS-Guidelines-Japanese-2019.pdf
   ↑PADISガイドラインの日本語訳が公開されています.
3) The Critical Illness, Brain Dysfunction and Survivorship（CIBS）Center：ICUにおけるせん妄評価法（CAM-ICU）トレーニング・マニュアル. 2014
   https://www.icudelirium.org/medical-professionals/downloads/resource-language-translations

参考文献・もっと学びたい人のために

1) 青木善孝：鎮痛・鎮静に関する診療ガイドラインの現状. 救急医学, 48：410-417, 2024
↑この文献以外にも，この号は鎮静・鎮痛についての現状が理解できます.

2) Devlin JW, et al：Clinical Practice Guidelines for the Prevention and Management of Pain, Agitation/Sedation, Delirium, Immobility, and Sleep Disruption in Adult Patients in the ICU. Crit Care Med, 46：e825-e873, 2018（PMID：30113379）

3) 日本呼吸療法医学会 人工呼吸中の鎮静ガイドライン作成委員会：人工呼吸中の鎮静のためのガイドライン. 人工呼吸, 24：146-167, 2007

4) 御室総一郎：Ⅳ 中枢神経 10 鎮静・鎮痛. 「ICU グリーンノート」（志馬伸朗/編，石井潤貴/編集協力），pp231-238, 中外医学社，2021
↑広島大学高度救命救急センター・ICUの鎮静プロトコルを含め，簡潔にまとまっています.

プロフィール

細川康二（Koji Hosokawa）
福井大学医学部附属病院 集中治療部
詳細は p.100.

| 第2章 | 難治性心室細動 |

場面3：挿管中の管理
6. 解熱鎮痛薬

升賀由規，松本丈雄

● Point ●

・ICUでの発熱の半数は非感染性である

・「発熱」≠「解熱療法」である

・使用頻度の高い解熱鎮痛薬の投与方法と副作用を覚えておこう

症例の経過

　難治性VFに対しECPR後にICUに入室した．幸い心機能は改善し，第7病日でVA-ECMOは離脱できた．本日は第8病日，ICUで蘇生後の集中治療が行われている．

研修医：体温が徐々に上がって，現在39.5℃であると看護師から相談があったので解熱しようと思います．

上級医：どうして発熱したのか，理由は考えたかな．

研修医：….発熱した理由は考えていませんでした….感染症でしょうか．

上級医：たしかに感染症でも発熱するけれど，まずは発熱の原因と，生体内での体温調節の原理を考えてみよう．

1. 体温調節機構（図1）

　正常なヒトの体温は1日を通して±0.5℃程度変動するものの，おおよそ37℃に調整されています．この調節を担っているのが，体温中枢が存在する視床下部です．周囲の温度が変化したときは，現在の体温を視床下部が設定したセットポイントに近づけるように，生体反応（寒冷反応・暑熱反応）を起こすことで体温を一定に保とうとします．

　例えば現在の体温よりもセットポイントが上昇すると，シバリング等で熱を産生し，体温をセットポイントまで上昇させます（寒冷反応）．熱が出る直前の悪寒で震えているところを想像するとわかりやすいと思います．一方で，体温と比べセットポイントが低い場合は，末梢血管を拡張させることや発汗することで体温を下げようとします（暑熱反応）[1, 2]．こちらは解熱薬を内服し，大量に発汗をしている状態を想像するとよいと思います．

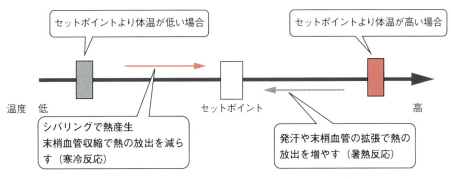

図1 体温調節機構（セットポイントと生体反応）

2. 発熱と高体温

　発熱とは，感染性，非感染性問わず何らかの原因で**視床下部によるセットポイントが上昇**した結果，体温が上昇する現象をいいます．

　一方で，視床下部によるセットポイントは上昇していないにもかかわらず，セットポイントを超える体温になる状態を高体温といいます．原因としては熱中症，代謝異常，悪性症候群などがあり，外部からの熱や生体からの熱産生が，身体からの放熱を上回る場合に高体温の状態となります．このように発熱と高体温はセットポイントに着目すると異なる状態だとわかります．

- セットポイントが上昇し体温が上昇＝発熱
- セットポイントは不変だが体温が上昇＝高体温

　体温が1℃上昇することで代謝が10〜12.5％上昇し，酸素需要が増加するため心拍数の増加や呼吸数の増加が引き起こされます．また，体温が上昇することで白血球やインターフェロン，T細胞の活性化が起きるなど，免疫機能が強化されます．このように発熱は**"生体の防御機構"**の側面があります[3]．

3. ICUでの発熱

　発熱はICUに入室した患者に高頻度でみられますが，必ずしもすべてが感染症というわけではありません．2004年にBarieらが報告した前向き観察研究では，ICUに入室した2,419人の成人患者の発熱のうち感染症が原因であった症例は46％（286人）でした[4]．非感染性の発熱が約半数であることは，皆さんの想像より多いのではないでしょうか．ICUでは「発熱患者には必ず血液培養を採取する」といった習慣は見直した方がよいかもしれません（表1）．血液培養は菌血症を疑うときに採取しましょう．

●ここがピットフォール
発熱患者全例で血液培養が必要とは限らない！

表1　非感染性の発熱の原因

原因（一例）	観察すべき項目
薬剤性	新規にはじめた薬剤がないか
静脈血栓，肺塞栓	超音波検査で下肢静脈や血管内デバイス挿入部を評価．必要であれば造影CT検査を考慮．Dダイマーの変化も参考にする
術後侵襲，血腫吸収熱	術後何日目か．血腫を疑う所見はあるか
甲状腺機能亢進症	既往歴，薬歴を確認．甲状腺ホルモンの測定値
腫瘍熱，腫瘍崩壊症候群	既知の悪性腫瘍はあるか．化学療法を行っているのか
輸血	輸血投与からの時間経過はどの程度か
頭部外傷，脳卒中	脳損傷の重症度，範囲はどの程度か
心停止後	心停止時間はどの程度か．蘇生後の治療経過はどうか
アルコールや抗精神病薬の離脱反応	薬歴や飲酒歴の確認．自己中断をしているか
痛風，偽痛風	関節の腫脹，発赤，疼痛はあるか．必要時は関節穿刺液を検査

1 敗血症患者の発熱は解熱すべき？[5]

　日本版敗血症診療ガイドライン2024（J-SSCG 2024）では，「発熱を伴う敗血症に対して，解熱療法を行わないことを弱く推奨する（GRADE 2C）」とされています[5]．

●ここがポイント

敗血症患者に対し，解熱療法は推奨されていない！

　解熱療法は酸素需要増大の軽減や中枢神経障害予防を目的に頻繁に行われているものの，解熱療法の有効性・有害性の評価は定まっていません．解熱療法が発熱による病原微生物の除去促進といった防御機構を抑制する可能性があり，このような推奨となっています．

症例のつづき①

研修医：発熱といえば感染症と考えていました．自分が処方した薬剤や静脈血栓が発熱の原因になることも多いのですね．

上級医：もちろん感染症の可能性も考える必要はあるけれど，今回のような心停止蘇生後の体温上昇を経験することは多くあるよ．心拍再開後の体温管理は重要なポイントなので，ガイドラインを確認しておこう．

2 JRC蘇生ガイドライン2020[6]

　JRC蘇生ガイドライン2020における体温管理療法の項では，「成人院外心停止でROSC（自己心拍再開）後に反応がない場合は体温管理療法を行うことを推奨し，体温管理療法を行わないことに反対する：強い推奨，エビデンスの確実性：低い（Grade 1C）」とされています[6]．

3 ERC-ESICMガイドライン[7]

　ERC-ESICMガイドラインでは，「We recommend actively preventing fever（defined as a temperature > 37.7 ℃）in post-cardiac arrest patients who remain comatose.（weak recommendation, low certainty evidence）」〔心停止後も昏睡状態が続く患者では発熱（深部温度 > 37.7℃）を積極的に予防することを勧める：弱い推奨，低いエビデンス〕とされています[7]．

症例のつづき②

研修医：この患者さんは感染症ではないと判断しましたが，酸素需給バランスの観点から解熱しようと思います．どんな薬を使用したらよいか一緒に勉強させてください．

上級医：具体的な薬剤に関しては，種類や剤形が複数あるので，使用頻度の高いものを一緒にみていこう．

4. 解熱鎮痛薬各論

1 アセトアミノフェン

正確な作用部位や機序は解明されていませんが，体温中枢である視床下部に作用し，プロスタグランジン（PG）合成を抑制することで解熱効果が得られると考えられています．

NSAIDsと比べ副作用が少なく，薬価も比較的安価のため発熱や疼痛時に多用されています．内服の場合も錠剤と細粒があり，また内服以外に点滴や坐剤も存在するなど薬剤の形態が多様であるため，小児や妊婦でも幅広く使用可能です．それぞれの処方例を表2に示します．一方でNSAIDsのような抗炎症作用は有していません．

・副作用

アセトアミノフェンを多量に摂取した場合は急性肝不全を生じることがあります．**また，血圧低下を生じることがあり，循環不安定な患者での使用には注意が必要です．**

2 NSAIDs

NSAIDs（non-steroidal anti-inflammatory drugs：非ステロイド性抗炎症薬）はアラキドン酸カスケードのシクロオキシゲナーゼ（COX）を阻害し，炎症や発痛物質であるプロスタグランジンE_2（PGE_2）を抑制することで，解熱鎮痛作用を発揮します．細胞膜リン脂質から合成されたアラキドン酸は図2のような3つの代謝経路があり，プロスタグランジンは炎症誘発や発熱に関与します．

> ①プロスタグランジン：**炎症誘発・疼痛・発熱**，腎血流維持，胃粘膜保護
>
> ②プロスタサイクリン：血小板凝集抑制
>
> ③トロンボキサン：血小板凝集
>
> COXを阻害することでプロスタグランジンの産生を抑制し解熱鎮痛作用を期待できますが，一方で消化管潰瘍や出血傾向等の副作用が生じることがあります（図2）．

・副作用

多くのNSAIDsは炎症反応に関与するCOX-2だけでなく，COX-1も阻害します．COX-1は消化管や腎，血小板等に常時発現しており，トロンボキサンA_2（血小板を凝集する作用）やプロスタグランジン（痛みや炎症だけでなく，胃粘膜保護や腎血流の維持にかかわる）も抑制してしまいます．そのため，消化管潰瘍や腎障害，出血傾向をきたすことがあります．またアスピリン喘息を引き起こす可能性があります．

表2　アセトアミノフェンの種類と処方例

薬剤名	投与方法	目的	1回量	投与間隔	1日最大総量
カロナール®*1	経口	鎮痛	300〜1,000 mg	4〜6時間以上	4,000 mg
		解熱	300〜500 mg		1,500 mg
アセリオ®*2	15分かけて点滴	鎮痛	300〜1,000 mg（体重50 kg未満の場合は1 kgあたり15 mgまで）	4〜6時間以上	4,000 mg
		解熱	300〜500 mg		1,500 mg
アンヒバ®坐剤小児用	直腸内に挿入	鎮痛・解熱	体重1 kgあたり10〜15 mg	4〜6時間以上	60 mg/kg

＊1：幼児・小児には体重1 kgあたり10〜15 mgを経口投与する（1日総量は60 mg/kgまで）
＊2：2歳以上の幼児・小児の場合は体重1 kgあたり10〜15 mg，乳児・2歳未満の幼児は体重1 kgあたり7.5 mgを1回量とする

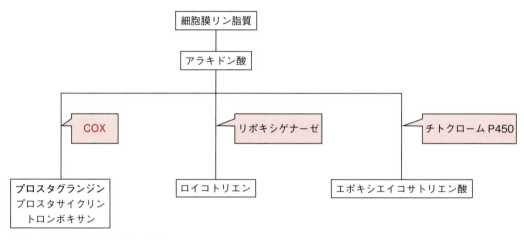

図2　アラキドン酸カスケード
文献8を参考に作成

●注意！
妊娠後期の妊婦ではNSAIDsにより胎児の動脈管閉鎖を起こしてしまうため禁忌です．

・種類別の特徴
①ロキソプロフェン（ロキソニン®）

●処方例
1回60 mg 1日3回を経口投与

　血中最高濃度に達する時間（Tmax）が0.45 ± 0.03時間と，効果発現が早いことが利点です．
②セレコキシブ（セレコックス®）
　COX-2を選択的に阻害し鎮痛効果を発揮します．そのため，NSAIDsの副作用である消化管潰瘍のリスクはその他のNSAIDsより低いと報告されています[9]．

表3 解熱鎮痛薬の薬価

薬剤	薬価
カロナール®錠 300 mg	約7円
アセリオ®静注液1,000 mgバッグ	約304円
アンヒバ®坐剤小児用 100 mg	約20円
ロキソニン®錠 60 mg	約10円
セレコックス®錠 100 mg	約24円
ロピオン®静注 50 mg	約278円

薬価情報（参考値）は2024年12月時点のもの.

●処方例（手術後・外傷後の消炎および鎮痛として使用する場合）
　初回のみ400 mg，2回目以降は1回200 mgを1日2回経口投与

③フルルビプロフェン アキセチル（ロピオン®）
　NSAIDsの注射製剤です．適応は術後・各種癌に対する鎮痛であり，発熱や腰痛症の鎮痛には適応がありません．

●処方例
　1回50 mgをできるだけゆっくり静脈内注射

参考として，各種解熱鎮痛薬の薬価を表3に示します．

症例のつづき③

研修医：どの薬も1度は聞いたことがある薬でしたが，特徴が少しずつ違うのですね．

上級医：NSAIDsはほかの種類もあるから余裕があれば調べてみてね．ただ，NSAIDsは腎障害や消化管潰瘍などの副作用を気にする必要があるので，ICUの場面では副作用の比較的少ないアセトアミノフェンを使用する頻度が高いよ．一方で，アセトアミノフェン投与により血圧が下がることには注意が必要だね．アセトアミノフェンを投与された敗血症患者の約60％で血圧低下がみられたと報告されているよ[10]．

●ここがポイント

アセトアミノフェンは血圧低下を生じる！

実は怖い，ICU医療での解熱療法…

　救急外来を受診した発熱患者に対して，アセリオ®を使用する機会は多くあります．研修医の先生が判断し投与することも多く，馴染みのある薬剤です．発熱自体による不快感や倦怠感を軽減する目的で使用することは許容されると考えます．しかし，ICUに入室している患者は昇圧薬を必要とするなど不安定な場合が多く，アセトアミノフェンによる血圧低下は重大な副作用となります．筆者も後期研修医1年目のときに敗血症患者の発熱に対しアセトアミノフェンを投与した後に血圧が低下し，肝を冷やした経験があります．アセトアミノフェンを投与する前に目的と必要性を再度考え，また投与する際は血圧低下が生じるものと考えておくべきです．

蘇生後の体温管理療法の現在のトピック

　心肺停止後症候群の神経学的予後改善を目的として，低体温療法の有用性を示した2つのRCT[11,12]が2002年に発表されて以降，臨床の現場で積極的に心肺停止後の患者に対して低体温療法が施行されるようになりました．しかしながら，2013年のTTM-1 trial[13]，2021年のTTM-2 trial[14]にて，先行研究のように高体温を放置するのではなく，高体温を防止する平温療法の効果と低体温療法の効果を比較すると，その効果に差がないという結果が報告されました．その結果，低体温療法と平温療法をまとめて体温管理療法（targeted temperature management：TTM）とするようになり，心肺停止後の患者に対して高体温を防ぐTTMは推奨されるものの，TTMのなかで低体温療法がよいのか平温療法がよいのかは議論の分かれるところとなっています．

　TTM中の設定温度に関して決着がついていない1つの要因として，フランスの25施設が参加したRCTであるHYPERION trial[15]の結果があげられます．HYPERION trialでは初期波形が電気ショック非適応リズムの心停止患者を対象として，統計学的有意に低体温療法群は平温療法群に比べて神経学的予後良好な患者が多く認められました．このRCTではおよそ60％は入院時に循環不全を伴っていたことなど（TTM-2 trialは30％），TTM-2 trialと比較して明らかに予後不良患者群を対象としています．重症度が違えば治療の効果が異なるというのはこれまでもさまざまな領域で示されていますが，心肺蘇生の領域でも同様のことがいえる可能性があります．国際ガイドラインでも，TTM-2 trialとHYPERION trialの結果の違いを踏まえて心肺停止後患者の特定のグループに対しての低体温療法の有用性については未解決問題であると認めており，この領域のホットトピックとなっています[16]．

〈錦見満暁〉

おわりに

　患者が発熱した場合に感染症を鑑別にあげることは重要ですが，皆さんが想像している以上に薬剤や血栓といった非感染性の発熱は多く存在します．感染症だけにとらわれず広く鑑別をあげ

る癖をつけましょう.

　また発熱患者を診ると解熱したくなる気持ちは理解できますが，発熱は身体の防御機構の側面もあり，解熱療法が有用と言い切れない場合もあります．解熱鎮痛薬を使用する場合は投与の目的と必要性を今一度考えてみてください！

引用文献

1) 志馬伸朗：感染症：ICUにおける発熱にどのように対処すべきか？ Hospitalist, 7：357-363, 2019
2) 「ICUグリーンノート」（志馬伸朗/編，石井潤貴/編集協力），pp322-325，中外医学社，2021
3) 「Physiology, Fever」（Balli S, et al），StatPearls, 2024（PMID：32966005）
4) Barie PS, et al：Causes and consequences of fever complicating critical surgical illness. Surg Infect（Larchmt），5：145-159, 2004（PMID：15353111）
5) 日本集中治療医学会：日本版敗血症診療ガイドライン2024（J-SSCG 2024），2024
https://www.jsicm.org/news/news240606-J-SSCG2024.html
6) 「JRC蘇生ガイドライン2020」（日本蘇生協議会/監），医学書院，2021
https://www.jrc-cpr.org/jrc-guideline-2020/
7) Sandroni C, et al：ERC-ESICM guidelines on temperature control after cardiac arrest in adults. Intensive Care Med, 48：261-269, 2022（PMID：35089409）
8) Bosma KJ, et al：Effects of Arachidonic Acid and Its Metabolites on Functional Beta-Cell Mass. Metabolites, 12：342, 2022（PMID：35448529）
9) Silverstein FE, et al：Gastrointestinal toxicity with celecoxib vs nonsteroidal anti-inflammatory drugs for osteoarthritis and rheumatoid arthritis：the CLASS study：A randomized controlled trial. Celecoxib Long-term Arthritis Safety Study. JAMA, 284：1247-1255, 2000（PMID：10979111）
10) Inage S, et al：Acetaminophen-induced hypotension in sepsis. J Pharm Health Care Sci, 8：13, 2022（PMID：35505446）
11) Hypothermia after Cardiac Arrest Study Group：Mild therapeutic hypothermia to improve the neurologic outcome after cardiac arrest. N Engl J Med, 346：549-556, 2002（PMID：11856793）
12) Bernard SA, et al：Treatment of comatose survivors of out-of-hospital cardiac arrest with induced hypothermia. N Engl J Med, 346：557-563, 2002（PMID：11856794）
13) Nielsen N, et al：Targeted temperature management at 33°C versus 36°C after cardiac arrest. N Engl J Med, 369：2197-2206, 2013（PMID：24237006）
14) Dankiewicz J, et al：Hypothermia versus Normothermia after Out-of-Hospital Cardiac Arrest. N Engl J Med, 384：2283-2294, 2021（PMID：34133859）
15) Lascarrou JB, et al：Targeted Temperature Management for Cardiac Arrest with Nonshockable Rhythm. N Engl J Med, 381：2327-2337, 2019（PMID：31577396）
16) Greif R, et al：2024 International Consensus on Cardiopulmonary Resuscitation and Emergency Cardiovascular Care Science With Treatment Recommendations: Summary From the Basic Life Support; Advanced Life Support; Pediatric Life Support; Neonatal Life Support; Education, Implementation, and Teams; and First Aid Task Forces. Resuscitation：110414, 2024（PMID：39549953）

プロフィール

升賀由規（Yuki Masuka）
広島大学大学院 医系科学研究科 救急集中治療医学
2020年広島大学医学部卒業．広島大学 救急集中治療医学で後期研修中です．脳，心臓，肺，腹部などのさまざまな臓器にかかわる疾患を広く診ることができることが救急科や集中治療科の大変なところでもあり，魅力でもあります．少しでも興味があればぜひ見学に来てください！ 一緒に頑張りましょう！

松本丈雄（Takeo Matsumoto）
安芸太田病院 救急部
詳細はp.191.

第2章　難治性心室細動

場面4：栄養管理
7. 経腸栄養

波多間浩輔，松本丈雄

●Point●

・経腸栄養プランは，5つのステップに沿って決めよう
・重症患者において，栄養評価で「低栄養」かどうかにかかわらず，早期経腸栄養を検討しよう
・患者の疾患，状態に応じた栄養剤選択をしよう
・経腸栄養に関して，初期は過剰投与を避け，段階的に増量を検討しよう

症例の経過

難治性VFに対してECPR後にICUに入室した．本日は第2病日である．

（朝のチーム回診にて）
研修医：循環がやっと安定してきましたね．
上級医：そろそろ経腸栄養をはじめたいね．
研修医：経腸栄養…ですか？　そんな早くからはじめて大丈夫なんですか？
上級医：確かに不安定かもしれない時期に開始するのは怖いよね．だからといって栄養投与が遅くなるのもよくないんだ．自分でプランを立てられるように経腸栄養について勉強しておこう！

0. 経腸栄養のプランを考えよう

ICUに入室している患者さんは経口摂取できないことが多く，経腸栄養や経静脈栄養を検討する必要があります．本稿では重症患者管理に欠かせない経腸栄養について，以下の5つのステップに沿って解説していきます．本稿を読んで，経腸栄養のプランを立てられるようになりましょう．

【経腸栄養の5 step】
1. 経腸栄養の適応・禁忌を確認する
2. 開始のタイミングを考える
3. 栄養剤の種類を選ぶ
4. 初期投与量を考える
5. 投与方法（間欠or持続）を選ぶ

図1 重症患者に対する栄養評価の流れ（GLIM基準を用いて）
文献1より引用．

1. 経腸栄養の適応・禁忌を確認する「どんな患者に経腸栄養を投与する？」

1 経腸栄養の適応は，「栄養評価」で確認！

　栄養サポートが必要かどうかを確認するために，まず栄養評価を行います．栄養評価の流れを，図1で確認しましょう．最初に栄養リスクのスクリーニングを行います．スクリーニング方法はNRS-2002（Nutritional Risk Screening 2002）や修正NUTRICスコア（表1）などがあり，いずれかを用いて評価します[3]．スクリーニングで高リスクに該当した場合，GLIM（Global Leadership Initiative on Malnutrition）基準を用いて，「低栄養」かどうかを診断します．GLIM基準とは，世界の主要な臨床栄養学会が協力し2018年に新しく提唱された低栄養の診断基準であり[2]，日本の令和6年度の診療報酬改定でも「栄養評価にGLIM基準を活用するのが望ましい」と記載されています．ESPEN 2023のガイドライン[4]に沿って，GLIM基準で「低栄養」かどうかにか

表1　修正 NUTRIC スコア

変数	基準	点数
年齢	＜50	0
	50〜＜75	1
	75≦	2
APACHE II スコア	＜15	0
	15〜＜20	1
	20〜28	2
	28≦	3
SOFA スコア	＜6	0
	6〜＜10	1
	10≦	2
併存疾患の数	0〜1	0
	2≦	1
入院から ICU 入室までの日数	0〜＜1	0
	1≦	1

5点以上で高リスク[3].

表2　腸管使用の禁忌項目

・コントロールできないショック
・コントロールできない低酸素血症およびアシドーシス
・コントロールできない上部消化管出血
・胃吸引量＞500 mL/6時間
・腸管虚血
・腸閉塞
・腹部コンパートメント症候群
・多量のストーマ排液を認める患者

文献5より引用

かわらず，早期の経腸栄養の開始を検討しましょう．また経腸栄養が禁忌の場合は「低栄養」であれば，早期に経静脈栄養の開始を検討しましょう．

2 経腸栄養の禁忌項目を確認する

　重症患者であっても経口摂取可能であれば経口摂取を優先します．経口摂取できない場合に，腸管を使用する禁忌項目（表2）[5] がなければ経腸栄養を選択します．

2. 経腸栄養の開始タイミングを考える　「経腸栄養，いつはじめるの？」

　「経腸栄養は早期に開始した方がよい」といわれていますが，ではここでいう「早期」とは具体的にどのタイミングなのでしょうか．経腸栄養の開始時期について ASPEN（アメリカ静脈経腸栄養学会）と ESPEN（ヨーロッパ静脈経腸栄養学会）の記載で共通するのは，24〜48時間以内に経腸栄養を開始した方がよいということです[4, 6]．日本版重症患者の栄養療法ガイドラインに

も，「重症病態に対する治療を開始した後，可及的に24時間以内，遅くとも48時間以内に経腸栄養を開始することを推奨する」と記載されています[7]．

　ただし重症患者全例に経腸栄養を早期に開始してよいかといえばそうではありません．例えばカテコラミン投与中は注意が必要です．循環不全の患者はそもそも臓器灌流の低下や組織低酸素の影響で，腸管上皮細胞壊死やバリア機能の破綻をきたしており，循環蘇生に伴う再灌流とカテコラミン使用によって粘膜障害が悪化している可能性があります[8]．各種ガイドラインでも循環動態が不安定な患者には経腸栄養を行わないことが推奨されています[4, 6]．**カテコラミンの投与量が増加していく不安定な時期での開始は避け，バイタルサインや乳酸値，尿量などの循環動態の指標やカテコラミンの投与量の推移が安定した後に開始を検討するのが安全でしょう**．

　カテコラミンの使用自体は経腸栄養の禁忌ではありませんが，どの程度の投与量であれば経腸栄養を開始しても安全なのか，については明確な結論は出ていません．いくつかの観察研究や小規模のランダム化比較試験をもとに，ノルアドレナリン0.3 μg/kg/分未満で循環動態が維持されていれば安全に経腸栄養を開始できると考えられています[9]．

Column

なぜ早期に経腸栄養をはじめる必要があるのか？

　重症患者において，一定期間腸管を使用しなければ腸管粘膜の萎縮が進み，感染リスクが上昇することが指摘されています[10]．これはbacterial translocationと呼ばれ，消化管内の細菌あるいは細菌がつくった毒素が血流に入り込んでしまう状態です．また重症患者に対する経腸栄養と経静脈栄養投与を比較したメタアナリシスでは，経腸栄養群で感染合併症が少なかったという結果が報告されています[11]．さらに萎縮した腸管に栄養が入ると容易に下痢を引き起こすため，腸管粘膜を萎縮させないためにも早期に腸管を使用するのが望ましいです．以上から，経口摂取できない場合はまず経腸栄養を検討しましょう．

症例のつづき①

研修医：重症患者だから栄養投与を遅らせるのではなく，むしろ早期投与を検討するのですね！

上級医：その通り！ 開始した後は合併症がないか慎重に経過をみる必要があるね．
　　　　さて，どの栄養剤をどのくらい投与しよう？

研修医：栄養剤は種類が多すぎてとても選べません．疾患によって選択肢が変わるのでしょうか？

上級医：疾患や患者の状態にもよるけれど，まずは目標設定が必要だね．そのうえでよりよい栄養剤を選択できるようになろう．

3. 栄養剤の種類を選ぶ
「目の前の患者さんには，どの栄養剤を選ぶべき？」

　次に実際にどの栄養剤を選択するかについて学んでいきましょう．栄養剤を選択するには以下

の4項目を検討する必要があります.

◼︎1 目標エネルギー量とタンパク質の量

1) 目標エネルギー量

　重症患者における目標エネルギー量の算出には，間接熱量計，簡易式などを用います．間接熱量計は日常診療では使いづらく，簡易式を用いることが多いです．ASPENではICUに入室後7〜10日間の目標エネルギー量12〜25 kcal/kg/日と推奨されています[6].

2) タンパク質

　これまでICUにおいて高タンパク供給が転帰改善に寄与するとする観察研究がいくつかありましたが，2024年にメタアナリシスで高タンパクが転帰改善に寄与しないことが示されました[12]. ASPENでは1.2〜2.0 g/kg/日が推奨されていますが[6]，ESPENでは2023年に一部改訂され，1.3 g/kg/日を目標にすると記載されています[4]. これは2023年に行われたEFFORT-Protein試験で，高用量（≧2.2 g/kg/日）の利点が示されなかったことが影響していると思われます[13]. またこの研究のサブグループ解析では，持続的腎代替療法を受けていない急性腎障害（ステージ1〜3）患者と入院時のSOFAスコアが高い（≧9）患者では，タンパク質投与量が増えると転帰が悪くなることが示唆されました．ASPENガイドラインの記載はEFFORT-Protein試験以前の推奨事項であり，今後ガイドラインが改訂されるかもしれません．日本版重症患者の栄養療法ガイドライン2024では，重症患者において，標準を超えるタンパク質量（1.2 g/kg/日）を投与することを弱く推奨すると記載されています[7]. いずれにしても急性期のタンパク投与不足は防ぐべきですが高タンパク投与は避けるべきでしょう．最低でも1.2 g/kg/日を目標とし，それ以上の投与に関しては定まっていないため個別の症例で考えましょう.

◼︎2 水分量

　重症患者は水分投与量を制限したい場合が多く，水分量が少ない，つまりmLあたりのエネルギー量が高い栄養剤を選択することが多いです.

◼︎3 腸管不耐性の有無

　腸管不耐性とは，腸管が栄養の吸収不良を起こしている状態です．症状として，嘔吐，下痢などがあげられます．腸管不耐性の有無が，栄養剤の選択に影響します.

　経腸栄養剤は窒素源の種類によって，半消化態栄養剤，消化態栄養剤，成分栄養剤に分けられます（表3）. 窒素源が，半消化態栄養剤はタンパク質，消化態栄養剤はペプチド，成分栄養剤はアミノ酸でできており，それぞれ腸への流れやすさと吸収効率に違いがあります．重症患者において，消化態栄養剤と半消化態栄養剤のどちらを投与するかに関しては，ASPENでは半消化態栄養剤を投与するよう推奨されており，難治性下痢や吸収不良などの腸管不耐を認める場合や腸管不耐リスクが高い患者には消化態栄養剤を選択するよう推奨されています[6]. 日本版重症患者の栄養療法ガイドラインではどちらでもよいと記載されていますが，実臨床では腸管不耐性の評価を行い，不耐性があれば消化態栄養剤を使用しましょう[7].

◼︎4 患者の疾患，状態

　最後に患者の疾患や状態を確認します．高血糖が問題になっていれば血糖が上がりにくい製剤，タンパク負荷に忍容性がなければタンパク量が少ない製剤を選びます（表4）.

表3　経腸栄養剤の形態による分類

	半消化態栄養剤	消化態栄養剤	成分栄養剤
窒素源	タンパク質	ペプチド	アミノ酸
腸への流れやすさ	★☆☆	★★☆	★★★
消化の必要性	必要	ほとんど不要	不要

表4　経腸栄養剤の種類

種類	目的	具体例	形態	価格
標準栄養剤	標準使用	メイバランス®HP 1.0	半消化態	293円/1P（200 mL）
		ペプタメン®スタンダード	消化態	446円/1P（200 mL）
高タンパク	高タンパク投与	ペプタメン®AF	消化態	684円/1P（200 mL）
血糖調整	高血糖を避ける	グルセルナ®REX	半消化態	345円/1P（200 mL）
腎不全	K上昇を避ける	リーナレン®LP	半消化態	216円/1P（125 mL）
成分栄養	脂質制限	エレンタール®	成分	464円/1P（80 g）

価格情報（参考値）は2024年12月時点のもの.

4. 初期投与量を考える　「はじめから，お腹いっぱいにしてよい？」

　重症患者に対しては，栄養初期投与時から目標エネルギー量を投与するとover feedingになる可能性が高いため，少量から開始した方がよいとされています．どういうことなのか図2を用いて説明します．

　人間は消費エネルギーを内因性エネルギー（ストレス反応による異化で産生されるエネルギー）と外因性エネルギー（外部から取り込まれるエネルギー）によって賄っています．重症患者では消費エネルギーが増えるものの，高ストレスホルモン，高サイトカインにより異化が亢進して内因性エネルギー供給が増えます．ここで健常人と同じエネルギー量を摂取させ外因性エネルギーを供給すると，総エネルギー供給が消費エネルギーを超えてしまいover feedingとなってしまいます．over feedingは長期的なアウトカムを改善せずむしろ害となることが，いくつかの研究で指摘されています．2023年のNUTRIREA-3 RCTでは，早期高用量栄養群でICU入院期間が長くなり，嘔吐や下痢，腸管虚血，肝機能障害などの合併症が増加しました[14]．

　近年重症患者に対する経腸栄養の初期投与に関して，"trophic feeding"という考え方が支持されています．これは**経腸栄養の初期においては，「腸管粘膜を保護するだけの栄養量」**を投与するというものです．例えば広島大学救急集中治療医学では5～10 mL/時間（120～240 mL/日）で開始することが多いです．国際ガイドラインでも栄養の初期投与量は少量から開始するよう推奨されており，重症患者への栄養は少量から開始し，over feedingを避けるようにしましょう[4, 6]．

　タンパク質に関しても初期から目標量を目指さず，段階的に増量します．人工呼吸管理中の重症患者に対するタンパク投与の後ろ向き研究では，タンパク質摂取量を1～2日目の低摂取量（<0.8 g/kg/日）から3～5日目の中摂取量（0.8～1.2 g/kg/日），そして5日目以降の高摂取量（>1.2 g/kg/日）へ増やしたときに，6カ月死亡率が最も低くなることが示唆されました[15]．

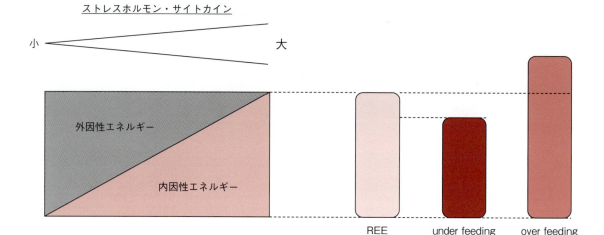

図2 重症患者におけるエネルギー供給
REE：resting energy expenditure（安静時エネルギー消費量）．

表5　経静脈栄養剤の種類

製剤の分類	中心静脈栄養剤		末梢静脈栄養剤	
製剤の種類	フルカリック®1号 903 mL	エルネオパ®NF1号 1,000 mL	ビーフリード® 500 mL	エネフリード® 550 mL
糖（g）	120	120	37.5	37.5
総遊離アミノ酸（g）	20	20	15	15
脂質（g）	0	0	0	10
ビタミン	水溶性＋脂溶性	水溶性＋脂溶性	チアミンのみ	水溶性のみ
チアミン含有（mg）	1.5	3.84	0.96	1.91
微量元素含有	なし	あり	なし	なし
糖濃度（％）	13.29	12.0	7.5	6.8
薬価（円）	1,158	1,244	539	1,036

薬価情報は2024年12月時点のもの．

5. 経腸栄養の投与方法 「どうやって投与する？」

■ 投与方法 〜間欠投与 vs 持続投与〜

　経腸栄養剤は，持続投与が可能です．間欠投与と持続投与のどちらがよいのか，結論は出ていません．ESPENでは，メタ解析で持続投与群において有意に下痢が少なかったという理由で，持続投与を推奨しています[4]．ASPENでは，間欠投与を選択し，もし胃内残液量増加や嘔吐・下痢といった腸管不耐を認めた場合に持続投与に切り替えるべきとしています[6]．日本版重症患者の栄養療法ガイドラインでは，持続投与が弱く推奨されています[7]．**持続投与にするか間欠投与にするかは嘔吐逆流や便秘や下痢などの消化器症状などを加味して決定します．**

経腸栄養をはじめられない場合，経静脈栄養はいつどのようにしてはじめるのか

腸管が使用できないなどで経腸栄養を開始できないとき，経静脈栄養を検討します．いつから，そしてどのようにして開始するのかについて解説します．

①いつから経静脈栄養を開始するか

いまのところ，いつから経静脈栄養を開始するかの明確なエビデンスは確立していません．ASPENでは，栄養リスクが低い患者（NRS＜3）においてはICU入室後最初の7日間は経静脈栄養を行わないことが提案される一方，エキスパートコンセンサスではありますが，栄養リスクが高い患者（NRS≧3）で経腸栄養ができないのであればICU入室後早期に経静脈栄養を開始することが提案されています[6]．ESPENでは，経口および経腸栄養が禁忌の場合は，3～7日以内に経静脈栄養を開始することが提案されています[4]．以上から，重症患者で経口摂取および経腸栄養ができない患者に対しては，3～7日以内の経静脈栄養を検討すればよいでしょう．

②どのようにして開始するのか

経静脈栄養の投与プランに関しては，経腸栄養と同様にエネルギー濃度，タンパク濃度，水分量を考慮して決定します．キット製剤を選択してもよいですし，自分で複数の薬剤を組むこともできます．ただ経腸栄養と異なり，ブドウ糖が糖質のメインになるため高血糖には注意が必要です．電解質濃度，微量元素，ビタミン量も確認して投与しましょう（表5）．

症例のつづき②

上級医：さて，この患者さんの栄養計画はどうしようかな？

研修医：患者さんの体重は50 kgですね．目標エネルギーは12～25 kcal/kg/日として600～1,250 kcal/日，目標タンパクは1.2 g/kg/日として60 g/日と設定します．これを入室7日目までに達成できるよう徐々に増やしていきます．腸管使用の禁忌に該当するものはないので経腸栄養とします．初期投与量は少なめで開始することと，これまでの水分バランスがプラスに傾いていることからも今後は水分制限をしたいため，エネルギー濃度とタンパク濃度が高いペプタメン®AFを選択しました．今回は持続栄養として5 mL/時で開始してみます！

上級医：その調子！自分で栄養プランを立てることができたね！腸管不耐性などを認めないかどうか気にしつつ，患者さんに合った栄養調整をしていこう！

引用文献

1) JSPEN：Global Leadership Initiative on Malnutrition（GLIM）基準. 2024
https://files.jspen.or.jp/2024/10/glim_overview_20241010.pdf

2) Cederholm T, et al：GLIM criteria for the diagnosis of malnutrition – A consensus report from the global clinical nutrition community. Clin Nutr, 38：1-9, 2019（PMID：30181091）

3) Rahman A, et al：Identifying critically-ill patients who will benefit most from nutritional therapy：Further validation of the "modified NUTRIC" nutritional risk assessment tool. Clin Nutr, 35：158-162, 2016（PMID：25698099）

4) Singer P, et al：ESPEN guideline on clinical nutrition in the intensive care unit. Clin Nutr, 38：48-79, 2019（PMID：30348463）

5) Reintam Blaser A, et al：Early enteral nutrition in critically ill patients：ESICM clinical practice guidelines. Intensive Care Med, 43：380-398, 2017（PMID：28168570）

6) McClave SA, et al：Guidelines for the Provision and Assessment of Nutrition Support Therapy in the Adult Critically Ill Patient：Society of Critical Care Medicine（SCCM）and American Society for Parenteral and Enteral Nutrition（A.S.P.E.N.）. JPEN J Parenter Enteral Nutr, 40：159-211, 2016（PMID：26773077）

7) 日本集中治療医学会重症患者の栄養管理ガイドライン作成委員会：日本版重症患者の栄養療法ガイドライン. 日本集中治療医学会雑誌, 23：185-281, 2016

8) Mancl EE & Muzevich KM：Tolerability and safety of enteral nutrition in critically ill patients receiving intravenous vasopressor therapy. JPEN J Parenter Enteral Nutr, 37：641-651, 2013（PMID：23270986）

9) Wang L, et al：When can we start early enteral nutrition safely in patients with shock on vasopressors? Clin Nutr ESPEN, 61：28-36, 2024（PMID：38777444）

10) Jabbar A, et al：Gut immunology and the differential response to feeding and starvation. Nutr Clin Pract, 18：461-482, 2003（PMID：16215082）

11) Elke G, et al：Enteral versus parenteral nutrition in critically ill patients：an updated systematic review and meta-analysis of randomized controlled trials. Crit Care, 20：117, 2016（PMID：27129307）

12) Qin Y, et al：No benefit of higher protein dosing in critically ill patients：a systematic review and meta-analysis of randomized controlled trials. PeerJ, 12：e17433, 2024（PMID：38799065）

13) Heyland DK, et al：The effect of higher protein dosing in critically ill patients with high nutritional risk（EFFORT Protein）：an international, multicentre, pragmatic, registry-based randomised trial. Lancet, 401：568-576, 2023（PMID：36708732）

14) Reignier J, et al：Low versus standard calorie and protein feeding in ventilated adults with shock：a randomised, controlled, multicentre, open-label, parallel-group trial（NUTRIREA-3）. Lancet Respir Med, 11：602-612, 2023（PMID：36958363）

15) Koekkoek WACK, et al：Timing of PROTein INtake and clinical outcomes of adult critically ill patients on prolonged mechanical VENTilation：The PROTINVENT retrospective study. Clin Nutr, 38：883-890, 2019（PMID：29486907）

プロフィール

波多間浩輔（Kosuke Hadama）
広島市立北部医療センター安佐市民病院 救急科
好きな言葉は"Pressure makes diamonds.（困難や試練が人を成長させ，輝かせる）"です. 実臨床において，研修医の皆さんはいくつもの壁にぶち当たりもがいていると思います. ただその苦労した経験が必ず自分を成長させてくれます. ベッドサイドで生まれた貴重な臨床疑問をそのままにせず，ぜひ追いかけてみてください. いつか皆さんと一緒に働けたらいいなと思っています.

松本丈雄（Takeo Matsumoto）
安芸太田病院 救急部
詳細はp.191.

第2章　難治性心室細動

場面4：栄養管理
8. 排便管理

芳野由弥

●Point●

・便秘薬の種類を知り，選択ができるようになる

・入院中の下痢の評価ができるようになる

症例の経過

第6病日．VFの再発はないが，VA-ECMOはまだ離脱できていない．人工呼吸管理下で，鎮静と鎮痛を継続している．

研修医：経腸栄養は開始しましたが，入室してから排便が1度もありませんね．
上級医：どうしたらよいと思う？
研修医：経腸栄養を止めた方がよいでしょうか．
上級医：できれば栄養は中止したくないから，薬剤による排便補助という考えはどうかな．

1. 便秘とは？

日本消化管学会の「便通異常症診療ガイドライン2023-慢性便秘症」では，便秘とは，"本来排泄すべき糞便が大腸内に滞ることによる兎糞状便・硬便，排便回数の減少や，糞便を快適に排泄できないことによる過度な怒責，残便感，直腸肛門の閉塞感，排便困難感を認める状態"と定義されています[1]．慢性便秘は，国際基準であるRome IV基準に明確に定義されており，ICUにおいては72時間以上の排便停止を便秘とする報告[2]もありますが，排便異常に明確な定義はありません．

まずは便秘の原因をみていきましょう．

1 便秘の分類

図に慢性便秘症の分類を示します．

便秘症には機能性と器質性があり，最初に，器質的疾患の除外を行います．大腸癌や腸閉塞などの器質的疾患に伴う便秘の除外は必須です．腸蠕動亢進薬の投与で，腸管内圧の上昇による消化管穿孔を惹起する可能性があります．

慢性便秘症は，症状により「排便回数減少型」「排便困難型」に分類されます．また，機能性便秘症は大腸通過時間の異常と直腸肛門機能異常により，「大腸通過遅延型」「大腸時間正常型」「便

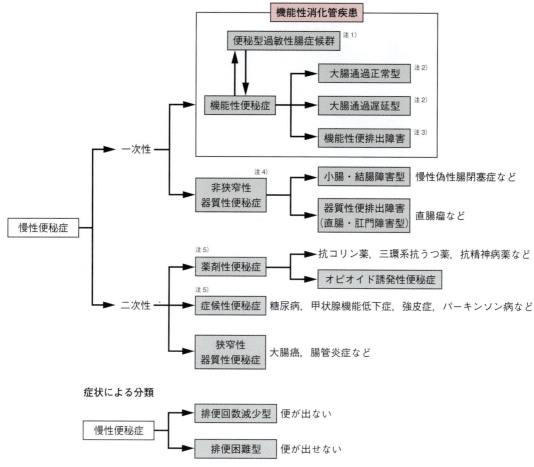

図　慢性便秘症の分類
注1）機能性便秘症と便秘型過敏性腸症候群は連続したスペクトラムと考えられる疾患であり，明確に鑑別するのが困難である．
注2）現時点では大腸通過時間を正確に評価できるmodalityがないため，今後の検討課題である．
注3）機能性便秘症および便秘型過敏性腸症候群に合併するひとつの病型である．骨盤底筋協調運動障害，会陰下降症候群も含む．
注4）腸管の形態変化を伴うもの．正常から明らかに逸脱する消化管運動障害を伴う慢性便秘症が含まれる．
注5）必ずしも，機能性便秘症および非狭窄性器質性便秘症と区別できるものではない．
「日本消化管学会編：便通異常症診療ガイドライン2023-慢性便秘症，p.5，2023，南江堂」[1] より許諾を得て転載．

排出障害型」に分類されます．腸蠕動が弱いのか，硬便による排便困難なのか，直腸や肛門の排便機能が低下しているのかを考えます．また，便秘の原因として，脊髄損傷による排便困難やパーキンソン病，糖尿病などに伴う症候性便秘症や，抗コリン薬，抗精神病薬，モルヒネやフェンタニルなどのオピオイドによる薬剤性便秘症をICUではよく経験します．

2 ICUでの排便管理のエビデンス

ICUに入室する重症患者では，麻薬や循環作動薬の使用やストレスなどにより，消化管運動が低下しており，胃内排泄遅延がみられます[3]．また，便秘による横隔膜の挙上・嘔吐や，下痢による電解質異常・脱水などにより全身状態が悪化する可能性もあります．

腸管蠕動促進薬はいくつかのガイドラインで推奨されており，ASPEN（米国静脈栄養学会）では，誤嚥のハイリスク患者においてメトクロプラミドやエリスロマイシンの投与を推奨しています[4]．「日本版重症患者の栄養療法ガイドライン」では，誤嚥のハイリスク患者や経胃投与に不耐性を示す患者に対して，腸管蠕動促進薬（メトクロプラミドやエリスロマイシン）や麻薬拮抗薬（ナロキソン）などを開始することを弱く推奨しています[5]．ただし，メトクロプラミドの副作用として錐体外路症状があることや，腸管蠕動促進のためのエリスロマイシンの投与は保険適応外使用であることには注意します．また，ナロキソンは日本では経口薬の採用がないため，代替としてナルデメジンを使用します．

> **●処方例**
> ・ナロキソン：
> 　6時間ごとにナロキソン8 mgを胃管から投与
> ・ナルデメジン：
> 　スインプロイク®錠を1回0.2 mg 1日1回
> ・エリスロマイシン：
> 　エリスロシン®1回500 mgを注射用水10 mLで溶解し，そのうち5 mLを生理食塩液100 mLに希釈して1日3回点滴静注
> ・メトクロプラミド：
> 　プリンペラン®1回10 mgを1日2回静注

また，日本のガイドラインでは「本邦では消化管運動改善を目的に，胃内排泄促進ではクエン酸モサプリドや六君子湯などが，大腸蠕動・排便促進目的にはPGF1α，大建中湯，ピコスルファートナトリウムなどが，その薬理効果や使用経験に基づき用いられている」と記載されており，集中治療領域におけるエビデンスはまだ不十分ですが，今後効果が期待されている漢方薬として大建中湯や六君子湯があげられています[5]．

経腸栄養を受けている患者に対する腸管蠕動促進薬の有効性に関するメタアナリシスでは，腸管蠕動促進薬はプラセボや無介入と比較して，重症患者の摂食不耐症（胃残量≧150 mL，嘔吐，腹部膨満）を有意に減少させましたが，肺炎，死亡率，ICU滞在期間といったほかの臨床結果において有意な改善は認めませんでした[6]．

このように，**経腸栄養における腸管蠕動促進薬が症状を改善させるエビデンスはありますが，便秘や下痢に対する薬剤に関して明確なエビデンスはありません．**

2. 便秘薬の選択（表1）

まず，器質性の疾患を除外し，機能性便秘の分類を行った後に便秘薬の選択を行います．

排便回数減少型では，便の水分量を増やす非刺激性下剤と，腸蠕動を亢進させる刺激性下剤を使用します．

排便困難型は，直腸に便が貯留していても排泄できない状態であり，坐剤や摘便，浣腸によって便を取り除きます．直腸に硬便があると粘膜損傷を起こし，浣腸しても効果不十分で腸蠕動が亢進して痛みを生じるため，まずは摘便を行います．

表1　便秘薬の分類

種類	薬剤名	代表的商品名	薬価（円）	用量	効果発現時間	副作用	禁忌
浸透圧下剤	酸化マグネシウム	酸化マグネシウム錠250mg	1錠5.7円	1回500mg 1日3回 毎食後	8時間	高マグネシウム血症	なし
	ラクツロース	ラグノス®NF経口ゼリー分包12g	1包49.4円	1回12g（1包）1日2回	24～72時間	下痢	ガラクトース血症の患者
	ポリエチレングリコール製剤	モビコール®LD	1包65.7円	2～7歳：1回12g（1包）1日1回 7歳以上：1回24g（2包）1日1回	2日	下痢，腹痛，発疹	腸閉塞，腸管穿孔，重症の炎症性腸疾患が確認されている患者
上皮機能変容薬	ルビプロストン	アミティーザ®カプセル24μg	1カプセル100円	1回24μg 1日2回	13時間	悪心，下痢	腫瘍，ヘルニア等による腸閉塞が確認されている患者 妊婦
	リナクロチド	リンゼス®錠0.25mg	1錠69.1円	1回0.5mg 1日1回 食前	3～6時間	下痢	機械的消化管閉塞またはその疑いがある患者
胆汁酸トランスポーター阻害薬	エロビキシバット	グーフィス®錠5mg	1錠84.2円	1回10mg 1日1回 食前	5時間	腹痛，下痢	腫瘍，ヘルニア等による腸閉塞が確認されている患者
刺激性下剤	センノシド	プルゼニド®錠12mg	1錠5.7円	1回24mg 1日1回 就寝前	8～10時間	腹痛	急性腹症が疑われる患者，痙攣性便秘の患者 重症の硬結便のある患者 電解質失調（特に低カリウム血症）のある患者
	ピコスルファート	ラキソベロン®内用液0.75%	1mL16円	1日1回10～15滴（0.67～1mL）	8～10時間	虚血性大腸炎	急性腹症が疑われる患者 腸管に閉塞のある患者またはその疑いのある患者
薬剤拮抗型下剤	ナルデメジン	スインプロイク®錠0.2mg	1錠277.1円	1回0.2mg 1日1回	5時間	下痢	消化管閉塞もしくはその疑いのある患者，または消化管閉塞の既往歴を有し再発のおそれの高い患者
漢方	大建中湯	ツムラ大建中湯エキス顆粒	1g13.7円	1回5g 1日3回 食前または食間	不明	間質性肺炎，肝機能障害	なし
	六君子湯	ツムラ六君子湯エキス顆粒	1g18円	1回2.5g 1日3回 食前または食間	不明	偽アルドステロン症，ミオパチー，肝機能障害	なし
坐剤・浣腸	ビサコジル	テレミンソフト®坐薬10mg	1個20.3円	1個　挿肛	15～60分	腹痛	急性腹症が疑われる患者 痙攣性便秘の患者 重症の硬結便のある患者 肛門裂創，潰瘍性痔核のある患者
	炭酸水素ナトリウム・無水リン酸二水素ナトリウム	新レシカルボン®坐剤	1個70.9円	1個　挿肛	10～30分	下腹部痛	なし
	グリセリン	グリセリン浣腸	1個113.1円	1回60mL	2～5分	腹痛, 血圧変動	腸管内出血，腹腔内炎症のある患者，腸管に穿孔またはそのおそれのある患者 全身衰弱の強い患者 下部消化管術直後の患者 急性腹症が疑われる患者

薬価情報（参考値）は2024年12月時点のもの.

1 排便回数減少型に対する処方

　まず，非刺激性下剤を定期処方し，便の性状のコントロールを行います．そして，排便回数をみながら刺激性下剤を頓用で使用します．ICU患者では消化管運動が低下しており，刺激性下剤を定期処方することもあります．フェンタニルなどのオピオイドの使用があればμオピオイド受容体拮抗薬であるナルデメジンの投与を行います．

1) 非刺激性下剤

〈浸透圧下剤〉

① 酸化マグネシウム

> ●処方例
> 酸化マグネシウム錠　1回500 mg 1日3回　毎食後

腸内では難吸収性の重炭酸塩または炭酸塩に代謝され，それらが浸透圧物質となります．炭酸塩となる過程で胃酸が必要であり，H_2受容体拮抗薬やプロトンポンプ阻害薬との併用で効果減弱の可能性があります．副作用として高マグネシウム血症があり，心電図異常や心停止をきたす可能性があります．高齢者や腎機能低下の症例ではマグネシウム値の確認を行いましょう．

② ラクツロース（ラグノス®NF経口ゼリー）

> ●処方例
> ラグノス®NF経口ゼリー　1回12 g（1包）1日2回

人工的に合成された合成二糖類であり，代謝されず大腸に到達し，浸透圧作用を示します．もともとラクツロースは肝性脳症，産婦人科術後の排ガス・排便の促進，小児における便秘の改善に対して適応がありましたが，2019年に販売されたラグノス®NF経口ゼリーは慢性便秘症にも処方が可能です．ガラクトース，乳糖を有するため，ガラクトース血症には禁忌です．糖類下剤ですが，腸管から吸収されないため血糖値に影響を与えず，糖尿病患者にも問題なく使用できます．効果発現時間は24～48時間後と，ほかの薬剤と比較すると遅いです．

ICUにおいては，肝性脳症の治療として用いることが多いです．

③ ポリエチレングリコール製剤（モビコール®）

> ●処方例
> モビコール®LD1包あたり60 mLの水に溶解し投与
> 1～7歳：1回12 g（1包）1日1回
> 7歳以上～：1回24 g（2包）1日1回

大腸内視鏡検査の際に使用されていますが，2018年に慢性便秘症に保険適用を有するモビコール®が発売されました．マクロゴール4000による浸透圧効果で腸管内の水分量を増加させ，用量依存的に便の排泄を促進させます．体内でほとんど吸収されず，透析患者や心不全患者への慎重投与はありません．

〈上皮機能変容薬〉

① ルビプロストン（アミティーザ®）

> ●処方例
> アミティーザ®カプセル　1回24 μg 1日2回

2012年に開発された便秘薬です．小腸のクロライドチャネルに作用し，腸液，水分の分泌を促進します．副作用として悪心，下痢があり，若年者に多いと報告されています[7]．動物実験で胎

児喪失が報告されており，妊婦には禁忌となっています．

② リナクロチド（リンゼス®）

●処方例

リンゼス®錠　1回0.5 mg 1日1回　食前

2017年に「便秘型過敏性腸症候群」に対する薬として発売されましたが，2018年に慢性便秘症に対しても適応となりました．リナクロチドは腸管のグアニル酸シクラーゼC受容体に結合し細胞内cGMPを増加させることで，腸管内への水分分泌を促進させます．また，cGMPが求心性神経を介した大腸痛覚伝達を抑制することで，腹痛や腹部不快感を改善させます．

食後投与では効果が出過ぎるため，食前投与となっています．

〈胆汁酸トランスポーター阻害薬〉

・エロビキシバット（グーフィス®）

●処方例

グーフィス®錠　1回10 mg 1日1回　食前

刺激性と非刺激性の両方の性質を併せもっています．2018年に販売開始され，回腸末端部で胆汁酸の再吸収を抑制することにより大腸管腔内に流入する胆汁酸量を増やし，大腸蠕動と大腸内への水分分泌を促進させます．食事により胆汁酸が十二指腸に放出される前に投与することで効果が高まるため，食前投与となっています．重篤な肝障害，胆道閉塞，胆汁酸分泌の低下がみられる患者では効果が期待できない場合があります．主な副作用は腹痛・下痢です．

●ここがポイント：非刺激性下剤の選び方

腎機能低下がなければ，安価で用量調整しやすい酸化マグネシウムを高マグネシウム血症に注意しながら投与します．また，塩味で液体のモビコール®と甘くてゼリー状のラグノス®NF経口ゼリーは患者の好みで選択します．便秘による腹痛があれば，リンゼス®を選択するとよいでしょう．若い女性に対するアミティーザ®の使用は，悪心の症状が強く出る可能性があり，さらに妊婦に禁忌であるため注意しましょう．

Column

新しい非刺激性下剤の保険適応

新しい薬剤（アミティーザ®以降の新規便秘薬）はほかの便秘薬で効果不十分な場合に使用します．新しい薬剤とは具体的には，ラグノス®，モビコール®，アミティーザ®，リンゼス®，グーフィス®，スインプロイク®（後述）です．

保険診療上，厚生労働省が保険局医療課長通知（保医発）として，2012年のアミティーザ®発売以降に発売された新規便秘薬には，「本製剤の慢性便秘症への使用に当たっては，他の便秘症治療薬（他の新規便秘症治療薬を除く）で効果不十分な場合に使用すること」と記されており，まずは酸化マグネシウムなどほかの便秘薬を使用します．

なお，小児における臨床治験データが存在するモビコール®は，小児に対する保医発の条件がなく第一選択薬として使用可能です．

2) 刺激性下剤
① センノシド（プルゼニド®）

> **●処方例**
> プルゼニド®錠　1回24 mg 1日1回　就寝前

　大腸において，腸内細菌の作用によりレインアンスロンに変換され，大腸の蠕動運動を亢進させます．投与後8〜10時間で作用するため，眠前に投与します．粉砕指示で処方可能ですが，臭いがあり固いコーティングで覆われているため，粉砕が難しく胃管投与の患者には使用しづらいです．ICUではピコスルファートの方が使用頻度は多いです．

② ピコスルファート（ラキソベロン®）

> **●処方例**
> ラキソベロン®内用液　1回10〜15滴 1日1回
> 1 mLが15滴なので，1本10 mLで10〜15回分になる．

　大腸で腸内細菌により加水分解され活性型となり，腸管蠕動促進作用，水分吸収阻害作用を示します．滴数で用量調整可能で，投与後8〜10時間で作用するため，眠前に投与します．

3) 薬剤拮抗型下剤
・ナルデメジン（スインプロイク®）

> **●処方例**
> スインプロイク®錠　1回0.2 mg 1日1回

　2017年に発売になった薬で，フェンタニル，モルヒネ，トラマドールなどのオピオイド誘発性便秘にのみ適応があります．ナルデメジンは末梢のオピオイド受容体のみを抑制することにより，オピオイドの鎮痛効果は保ちながら便秘症状を緩和します．

4) 漢方
① 大建中湯

> **●処方例**
> 大建中湯　1回5 g 1日3回　食前もしくは食間

　動物実験で腸管蠕動促進作用と腸管血流増加作用が確認されています．消化器がんの術後イレウスに対する有効性が示され，周術期の使用頻度は増えてきています[8]．便秘に対するエビデンスはまだありません．

② 六君子湯

> **●処方例**
> 六君子湯　1回2.5 g 1日3回　食前もしくは食間

　摂食亢進ペプチドホルモンであるグレリンの分泌を促す作用があり，胃適応性弛緩による胃の貯留能改善，胃の排出能改善が動物実験で示されています．経腸栄養の胃残量が多い患者に使用します．

機能性ディスペプシアへの有効性が多くのRCTによって示されており,「機能性消化管疾患診療ガイドライン2021」では使用することを推奨されています[9]. 重症患者におけるエビデンスはまだありません.

2 排便困難型に対する処方

坐剤・浣腸は直腸や肛門に便が溜まっている患者に使用します. 硬便があると効果不十分で腸管蠕動による痛みの原因となるため,摘便を行った後に使用します.

① ビサコジル（テレミンソフト®坐薬）

●処方例
テレミンソフト®坐薬　10 mg 1回1個

結腸・直腸粘膜の副交感神経に作用して腸管蠕動を促進し,腸粘膜の直接作用により排便反射を刺激します.

② 炭酸水素ナトリウム・無水リン酸二水素ナトリウム（新レシカルボン®坐剤）

●処方例
新レシカルボン®坐剤　1回1個

直腸内で炭酸ガスを発生し,直腸粘膜を刺激するとともに直腸を拡張して,拡張反射により排便刺激を与えます.

③ グリセリン浣腸

●処方例
グリセリン浣腸　1回60 mL

直腸内で腸管壁の水分を吸収することにより,便を軟らかくし,便容量増加による便意を促します. 合併症には消化管穿孔,腸粘膜損傷,溶血などがあります.

3. 下痢

1 入院中の下痢

ICUでは下痢をよく経験し,院内死亡とは関連しないものの,ICU滞在期間・入院期間の増加と関連します[10]. ICU患者の下痢の原因として,抗菌薬関連下痢症〔*Clostridioides difficile*感染症（CDI）を含む〕,薬剤性,経管栄養による浸透圧性下痢をまずは想起し,免疫抑制患者ではサイトメガロウイルス,循環不全のある患者では虚血の可能性を考慮します.

また,入院中に病院食のみを摂取している患者が細菌性腸炎となることはなく,入院後3日以上経過した患者の便培養は原則提出しません. これを"3 day rule"といいます[11, 12].

表2　下痢に用いる薬剤の分類

種類	薬剤名	代表的商品名	薬価（円）	用量	効果発現時間	副作用	禁忌
プロバイオティクス	ビフィズス菌製剤	ラックビー®錠	1錠5.9円	1回1〜2錠 1日3回	不明	腹部膨満感	なし
	耐性乳酸菌製剤	ビオフェルミンR®散	1g 6.3円	1回0.5〜1g 1日3回	不明	なし	なし
	酪酸菌製剤錠	ミヤBM®細粒	1g 6.3円	1回0.5〜1g 1日3回	5時間	なし	なし

薬価情報（参考値）は2024年12月時点のもの.

2 下痢に用いる薬剤（表2）

　薬剤性を疑う場合はまずは原因薬剤を中止し，経管栄養による下痢であれば栄養剤の変更や調整を行います．また，CDIを疑う状況であれば検査を提出し治療を行います．

● プロバイオティクス

　ICUにおけるエビデンスはほとんどありません．過去にはプロバイオティクスの使用により人工呼吸器関連肺炎の発症率が低下する報告がいくつかありましたが，2021年に有意な改善効果はないことが示されました[13]．プロバイオティクスの投与がCDIの発生を減少させた報告[14]がありますが，「*Clostridioides difficile*感染症診療ガイドライン2022」では，CDIの発症リスクを有する患者において，プロバイオティクス製剤のルーチン投与による予防は積極的には推奨されていません[15]．

・ビフィズス菌製剤（ラックビー®）と耐性乳酸菌製剤（ビオフェルミンR®）

> ●処方例
> ・ラックビー®錠　1回1〜2錠 1日3回
> ・ビオフェルミンR®散　1回0.5〜1g 1日3回

　ビオフェルミン®に含まれる乳酸菌は細菌の一種で腸内環境を整えますが，ラックビー®は抗菌薬内服中には整腸剤としての効果は期待できません．ビオフェルミンR®の「R」は抗菌薬に対する耐性を指しますが，すべての抗菌薬に耐性をもつわけではなく，保険適応上も併用できる抗菌薬は限られています．

> ### 症例のつづき
> 研修医：ではまずは排便が出ていない原因を探してみます．X線，超音波では明らかな腸閉塞はなく，腸蠕動が低下していそうです．
> 上級医：直腸に硬便はなかったかな？
> 研修医：なさそうです．人工呼吸管理下で，フェンタニルを使用しているのでナルデメジンがいいかなと思います．

引用文献

1) 「便通異常症診療ガイドライン2023-慢性便秘症」（日本消化管学会／編），南江堂，2023
2) Oczkowski SJW, et al：The Use of Bowel Protocols in Critically Ill Adult Patients：A Systematic Review and Meta-Analysis. Crit Care Med, 45：e718-e726, 2017（PMID：28350645）

3) Zaloga GP & Marik P：Promotility agents in the intensive care unit. Crit Care Med, 28：2657-2659, 2000（PMID：10921616）

4) McClave SA, et al：Guidelines for the Provision and Assessment of Nutrition Support Therapy in the Adult Critically Ill Patient：Society of Critical Care Medicine（SCCM）and American Society for Parenteral and Enteral Nutrition（A.S.P.E.N.）. JPEN J Parenter Enteral Nutr, 40：159-211, 2016（PMID：26773077）

5) 日本集中治療医学会重症患者の栄養管理ガイドライン作成委員会：日本版重症患者の栄養療法ガイドライン．日本集中治療医学会雑誌，23：185-281, 2016

6) Lewis K, et al：The efficacy and safety of prokinetic agents in critically ill patients receiving enteral nutrition：a systematic review and meta-analysis of randomized trials. Crit Care, 20：259, 2016（PMID：27527069）

7) Fukudo S, et al：Lubiprostone increases spontaneous bowel movement frequency and quality of life in patients with chronic idiopathic constipation. Clin Gastroenterol Hepatol, 13：294-301.e5, 2015（PMID：25158925）

8) Ishizuka M, et al：Perioperative Administration of Traditional Japanese Herbal Medicine Daikenchuto Relieves Postoperative Ileus in Patients Undergoing Surgery for Gastrointestinal Cancer：A Systematic Review and Meta-analysis. Anticancer Res, 37：5967-5974, 2017（PMID：29061775）

9) 「機能性消化管疾患診療ガイドライン2021-機能性ディスペプシア（FD）改訂第2版」（日本消化器病学会/編），南江堂，2021

10) Hines J & Nachamkin I：Effective use of the clinical microbiology laboratory for diagnosing diarrheal diseases. Clin Infect Dis, 23：1292-1301, 1996（PMID：8953074）

11) Dionne JC, et al：Diarrhea during critical illness：a multicenter cohort study. Intensive Care Med, 48：570-579, 2022（PMID：35411491）

12) Bauer TM, et al：Derivation and validation of guidelines for stool cultures for enteropathogenic bacteria other than Clostridium difficile in hospitalized adults. JAMA, 285：313-319, 2001（PMID：11176841）

13) Johnstone J, et al：Effect of Probiotics on Incident Ventilator-Associated Pneumonia in Critically Ill Patients：A Randomized Clinical Trial. JAMA, 326：1024-1033, 2021（PMID：34546300）

14) Goldenberg JZ, et al：Probiotics for the prevention of Clostridium difficile-associated diarrhea in adults and children. Cochrane Database Syst Rev, 12：CD006095, 2017（PMID：29257353）

15) 日本化学療法学会・日本感染症学会CDI診療ガイドライン作成委員会：*Clostridioides difficile*感染症診療ガイドライン2022. 2023
https://www.kansensho.or.jp/uploads/files/guidelines/guideline_cdi_230125.pdf

参考文献・もっと学びたい人のために

1) 「ER・ICU 300のくすり」（志馬伸朗/編），中外医学社，2023
2) 「病棟指示と頻用薬の使い方 決定版」（松原知康，宮﨑紀樹/編），羊土社，2022
3) 「薬局ですぐに役立つ薬の比較と使い分け100」（児島悠史/著），羊土社，2017

プロフィール

芳野由弥（Yuya Yoshino）
市立三次中央病院 救急科
2017年広島大学卒業．広島大学病院，JA広島総合病院，倉敷中央病院，広島市立北部医療センター安佐市民病院で救急・集中治療診療に従事．
当科は若手が増加傾向で，楽しく盛り上がっています．小児・神経集中治療・外傷など幅広い分野で後期研修を積むことができます．興味ある方はぜひ見学に来てください！

第2章 難治性心室細動

場面4：栄養管理
9. インスリン製剤

服部　幸，松本丈雄

● Point ●

- ・血糖管理が患者転帰を左右する
- ・血糖値の管理目標は 140 〜 180 mg/dL である
- ・重症患者に対する血糖管理には原則としてインスリンを用いる

症例の経過

　　動脈圧ラインからの採血では血糖値が 200 mg/dL を超える高血糖状態が続いており，血糖に対する介入を開始することになった．

研修医：先生，ICU 入室後の血糖値が 200 mg/dL を超えています．やっと初期蘇生も完了して少し落ち着いたと思ったのに….

上級医：重症患者管理は介入が必要なプロブレムが次々に出現するから大変だよね．ではまず，この患者さんには糖尿病などの既往はあったかな？

研修医：家族の話やお薬手帳からは特に血糖に影響しそうな既往歴や内服歴はありませんでした．

上級医：ICU に入るような重症患者では高血糖をよくみるけど，なぜかわかるかい？

研修医：確かにカンファレンスで血糖の話が頻繁に出てきているなとは思いましたが，理由まで考えていなかったです．

上級医：まずその点を整理しようか．

1. 忘れてはいけない，ICU での血糖管理

1 なぜ重症患者では血糖値の異常が多いのか？

　　重症患者では，糖尿病がないにもかかわらず血糖値の異常がたびたび認められます．特に高血糖の頻度が高く，これは成長ホルモン，コルチゾール，炎症性サイトカインなどの上昇やインスリン抵抗性の増加といったストレス反応が関与します．さらに，カテコラミンやステロイドといった薬剤，輸液や栄養製剤の影響も受けることがあります[1]．

2 血糖管理の重要性

　　低血糖・高血糖はいずれも独立した死亡リスクになる[2,3] という結果が先行研究で明らかとなっ

ており，これらを避ける目的で血糖管理は必須です．また，高血糖においてはほかにも入院期間の延長，院内感染の増加などにも関連する[4]という指摘もあります．さらに，集中治療後症候群（post-intensive care syndrome：PICS）を構成するICU-acquired weakness（ICU-AW：重症疾患罹患後に急性に発症する四肢のびまん性の筋力低下）発症のリスクになる[5]とも報告されており，ICU患者の長期予後の観点からも血糖管理が重要であることがわかります．

そして，血糖値そのものだけでなく**血糖値の急激な変動が死亡率に関連する**ことも指摘されており[6]，**数値だけに固執せず，血糖のトレンドまで意識する**ことも忘れないようにしましょう．

Column

心停止後症候群に対する低体温療法と高血糖

今回の症例のように蘇生後患者では体温管理療法を行う場合があります．低体温で管理することにより，生体内ではインスリン感受性・インスリン分泌能が低下することで耐糖能異常が生じやすくなり高血糖が助長されます．このため必要インスリン量が増加し低カリウム血症などの副作用が起きることがあるのでより注意が必要です[7]．

症例のつづき①

上級医：では次に，高血糖に対してどうやって管理をしようか？

研修医：血糖値を下げたいのですが，どのくらいまで下げたらよいかわからないです．何か参考になるものはあるのでしょうか？

上級医：血糖管理は目標設定が大事だよ．一緒に勉強していこう．

2. 血糖管理は目標設定が大事！

1 重症患者における目標血糖値

過去にさまざまな研究が行われていますが，なかでもNICE-SUGAR試験[8]は集中治療領域における強化インスリン療法の有効性について検討した大規模多施設RCTです．この試験では強化インスリン療法群（81〜108 mg/dL）と従来管理群（144〜180 mg/dL）を比較しており，強化インスリン療法群で90日死亡率が上昇し，この要因の1つに重度低血糖（≦40 mg/dL）発生のリスクが関与することが示唆されました．

また，各ガイドラインでの推奨は**表1**の通りですが，この結果からも**現時点では重症患者に対する目標血糖値は140〜180 mg/dLで管理するのが妥当**と考えられます．

2 疾患ごとに管理目標値は異なる？

心疾患，外傷といった各種内科・外科系ICU管理患者における強化インスリン療法の有用性は現時点で十分に示されておらず[11]，先の全般的な管理目標値と同様に140〜180 mg/dL程度で管理するのが望ましいといえます．

表1　各ガイドラインで推奨される目標血糖値

参考ガイドライン	血糖値の管理目標
米国糖尿病学会ガイドライン2023[9]	140～180 mg/dL
日本糖尿病学会ガイドライン2024[10]	140～180 mg/dL
米国集中治療学会ガイドライン2024[11]	140～200 mg/dL（≧180 mg/dL持続でインスリン治療開始）
敗血症診療国際ガイドライン2021[12]（SSCG 2021）	144～180 mg/dL（≧180 mg/dL持続でインスリン治療開始）

症例のつづき②

上級医：では，この患者さんの目標設定はどうする？

研修医：140～180 mg/dLで管理します．病棟では経口血糖降下薬を使っていたので，同じように開始してみようと考えています．インスリンは自分で処方して使った経験がまだなくて自信がないですし…．

上級医：うーん，今の段階で経口血糖降下薬の使用は危険だね．ICUの血糖管理は一般病棟とは違う点がいくつかあるので，そこからまず確認していこうか．

3. ICUの血糖管理の実際　～第一選択はインスリン～

1 血糖管理プロトコル

　重症患者に対する急性期の血糖管理では，インスリンの使用が，低血糖を避けて安全かつ確実に血糖管理目標値を達成できると推奨されています[11]．経口血糖降下薬は低血糖リスクの観点から，もともと内服している患者であっても原則中止し，速効型インスリンの持続静注もしくは皮下注射を用いて管理します．実際のプロトコルについては，広島大学病院ICU（筆者所属施設）で採用されているものを一例として提示します．あくまでも参考であり，自施設で採用されているものを確認してください．

1）持続インスリン注射

・組成：ヒューマリン®R 50単位（0.5 mL）＋生理食塩液49.5 mL＝計50 mL（1単位/mL）

・方法：6時間ごとに血糖値を測定し，表2のスケールにて持続インスリンの流量を調節する．

※流量変更した場合，2時間後に血糖値を再検する

※主に経管栄養持続投与時，経静脈栄養投与時に使用する

※表2の持続静注スケールは低血糖になりにくい代わりに，やや高血糖になりやすい設定となっていることに留意する

2）インスリン皮下注射

・薬剤：ヒューマリン®R

・方法：毎食前（6時・12時・18時）の血糖値に対し表3を適応

※主に経管栄養間欠投与時に使用する

※コントロール不良の場合は投与量や方法の変更を検討する

表2　持続インスリン注射スケール

血糖（mg/dL）	インスリン持続静注投与量（mL/ 時）	
＜70	中止＋50 ％ブドウ糖 40 mL 静注＋Dr. call	
	前回値から上昇もしくは同じ値	前回値から下降
70 〜 119	流量変更なし	0.6 mL/ 時 減量
120 〜 159	流量変更なし	0.4 mL/ 時 減量
160 〜 199	0.2 mL/ 時 増量	0.2 mL/ 時 減量
200 〜 249	0.3 mL/ 時 増量	流量変更なし
250 〜 299	0.5 mL/ 時 増量	流量変更なし
≧ 300	Dr.call	

表3　インスリン皮下注射スケール

血糖（mg/dL）	インスリン皮下注射投与量
＜70	50 ％ブドウ糖 20 mL 静注＋Dr. call
181 〜 200	ヒューマリン®R 2単位　皮下注
201 〜 250	ヒューマリン®R 4単位　皮下注
251 〜 300	ヒューマリン®R 6単位　皮下注
＞ 300	ヒューマリン®R 8単位　皮下注＋Dr.call

＊ヒューマリン®R注100 単位/mL の薬価：239 円/mLV（2024 年12 月現在）

2 血糖測定の実際

1）測定方法

　生体内でのブドウ糖の活性は血漿濃度と相関するという背景から，血糖測定は**検査室で測定する血漿糖濃度**が一般的です[13]．一般病棟や外来で用いるような**簡易血糖測定器は，ヘマトクリットや血中酸素濃度によって誤差が生じうることから重症患者では推奨されません**．一方，**血液ガス分析装置での測定は簡易血糖測定器より測定誤差が少ないため推奨されています**．生化学検査は迅速性に欠けるため，動脈カテーテルを挿入している患者では，ここから採取した動脈血を血液ガス分析装置で測定するのが現実的でしょう．

2）測定間隔

　病態や病期にもよるため測定間隔は明確に定義されていませんが，参考までに米国集中治療学会のガイドラインでは，血糖値が不安定な時期においてインスリン静注を行う場合は1時間以内の間隔で測定することが提案されています[11]．

　ICU セッティングでは動脈圧ラインからの血液ガス値フォローと血糖測定のタイミングを兼ねて行っていることもあり，先述のプロトコル同様に施設によって方法が異なるのであらかじめ確認しましょう．

　また，あくまでプロトコルであるため，状態によっては至適な血糖を達成できない場合もあります．**プロトコルの指示通りにすることで低血糖や高血糖を起こす懸念がある場合は，適宜投与速度や量，血糖測定間隔を変更して対応しましょう**．判断が難しい場合には上級医に報告・相談して決定することも大切です．

> **糖尿病専門科チームへのコンサルテーション**
>
> 　糖尿病専門科チームによる血糖管理が入院期間の短縮や臨床アウトカムの改善，医療コストの軽減につながる可能性が示唆されています[14]．血糖管理に難渋する症例や糖尿病治療中でICU退室後も持続的な血糖管理が必要と見込まれる患者は，急性期から糖尿病専門科にかかわってもらうことも考慮しましょう．

症例のつづき③
研修医：持続インスリン投与での管理についてはじめて知りました．ちなみに，栄養投与を開始している場合はその影響についても考慮が必要ですよね？
上級医：よい着眼点だね！ 最後に栄養管理と血糖管理の関係についてみていこう．

4. 切っても切り離せない，血糖管理と栄養との関係

1 急性期の栄養管理と血糖管理の関係

　栄養管理の詳細については**第2章-7：経腸栄養**を参考にしてください．急性期の現場では，ストレス反応によるホルモン過剰状態やステロイド等の薬剤使用，インスリン抵抗性などの影響で，目標血糖値を達成するために必要になるインスリン量が多くなってしまうことがたびたびあります．この際は，まず摂取エネルギーが過剰になっていないかの見直しを行い，必要であれば栄養製剤の種類を変更することも検討しましょう．

2 栄養開始後の高血糖への対応

　先述した通り，疾患急性期の不安定な状態下では，速効型インスリン持続静注療法ないしは皮下注射を用いて管理します．しかし，原疾患や全身状態が改善し，栄養摂取が安定してきた高血糖に対しては，持効型の皮下インスリン製剤での対応に切り替えていきます．使用している栄養製剤や薬剤，患者の状態などによって開始時のインスリン量や方法は異なるため，上級医と相談しながら調整してください．

おわりに

　重症患者は同時多発的に複数のプロブレムを抱えており，さまざまな介入を要します．原疾患の治療に加え血糖管理まで意識するのは大変と感じるかもしれません．ですが，血糖管理も患者アウトカムを左右する一因だということを忘れずに取り組んでいきましょう．

引用文献

1) Dungan KM, et al：Stress hyperglycaemia. Lancet, 373：1798-1807, 2009（PMID：19465235）

2) Finfer S, et al：Hypoglycemia and risk of death in critically ill patients. N Engl J Med, 367：1108-1118, 2012（PMID：22992074）

3) Wang Y, et al：Threshold of hyperglycaemia associated with mortality in critically ill patients：a multicentre, prospective, observational study using continuous glucose monitoring. Diabetologia, 67：1295-1303, 2024（PMID：38568252）

4) Pratiwi C, et al：Hospital related hyperglycemia as a predictor of mortality in non-diabetes patients：A systematic review. Diabetes Metab Syndr, 15：102309, 2021（PMID：34656883）

5) Kress JP & Hall JB：ICU-acquired weakness and recovery from critical illness. N Engl J Med, 370：1626-1635, 2014（PMID：24758618）

6) Egi M, et al：Variability of blood glucose concentration and short-term mortality in critically ill patients. Anesthesiology, 105：244-252, 2006（PMID：16871057）

7) Busch M, et al：Rapid implementation of therapeutic hypothermia in comatose out-of-hospital cardiac arrest survivors. Acta Anaesthesiol Scand, 50：1277-1283, 2006（PMID：17067329）

8) Finfer S, et al：Intensive versus conventional glucose control in critically ill patients. N Engl J Med, 360：1283-1297, 2009（PMID：19318384）

9) ElSayed NA, et al：16. Diabetes Care in the Hospital：Standards of Care in Diabetes-2023. Diabetes Care, 46：S267-S278, 2023（PMID：36507644）

10)「糖尿病診療ガイドライン2024」（日本糖尿病学会／編著），南江堂，2024
https://www.jds.or.jp/modules/publication/index.php?content_id=4

11) Honarmand K, et al：Society of Critical Care Medicine Guidelines on Glycemic Control for Critically Ill Children and Adults 2024. Crit Care Med, 52：e161-e181, 2024（PMID：38240484）

12) Evans L, et al：Surviving sepsis campaign：international guidelines for management of sepsis and septic shock 2021. Intensive Care Med, 47：1181-1247, 2021（PMID：34599691）

13) D'Orazio P, et al：Approved IFCC recommendation on reporting results for blood glucose (abbreviated). Clin Chem, 51：1573-1576, 2005（PMID：16120945）

14) Draznin B, et al：Pathways to quality inpatient management of hyperglycemia and diabetes：a call to action. Diabetes Care, 36：1807-1814, 2013（PMID：23801791）

プロフィール

服部　幸（Miyuki Hattori）
広島大学大学院 医系科学研究科 救急集中治療医学
2014年広島大学卒業．現在は大学院に所属し主に研究生活を送っています．研修医生活は忙しくて大変だったけど，その後の医師人生の土台となる大事な時期だったなと今さらながら思います．この貴重な時期，皆さんも自分の興味の幅を広げていろいろ挑戦してみてください．

松本丈雄（Takeo Matsumoto）
安芸太田病院 救急部
詳細はp.191参照.

第2章 難治性心室細動

場面5：予防に関わる薬
10. 潰瘍予防

上原祐衣，松本丈雄

● Point ●

・ストレス潰瘍予防薬は PPI か H2 受容体拮抗薬！

・消化管出血の高リスク群に対して潰瘍予防を行う

・高リスクではなくなったら投与中止を検討する．漫然と投与しつづけない！

症例の経過（第2病日）

研修医：V-A ECMO もトラブルはないし，栄養も開始したし，もう後は大丈夫ですね．

上級医：予防策については考えているかな？

研修医：予防策といえば…感染とか出血の予防でしょうか？

上級医：消化管出血予防策は ECMO 患者だけではなく重症患者全般において重要なので，考えてみよう．

1. ストレス潰瘍とは

ヒトの胃は，食物の消化と病原体の殺菌のためにpH 2という強酸性の環境を形成し，自身の胃上皮の保護のためにプロスタグランジンE2，プロスタグランジン I と一酸化窒素によって粘液層を維持しています．しかし重症患者では，高炎症状態，脾臓の低灌流，低心拍出量，ショックなどによる微小循環障害により虚血，再灌流障害，胃粘膜内pHの低下が引き起こされます[1]．このようにして生じる胃粘膜障害をストレス関連粘膜障害（stress-related mucosal damage：SRMD）といいます．SRMDが引き起こした上部消化管潰瘍が「ストレス潰瘍（stress ulcer）」です．

上部消化管（食道，胃，十二指腸）からの出血（gastrointestinal bleeding：GIB）は，入院の原因である場合は一次性，別の理由で入院した患者の合併症として生じたものは二次性と分類されます[1]．SRMDは二次性に分類されます．ほとんどのストレス潰瘍は，一次性上部消化管潰瘍と異なり，腹痛などの症状が乏しいことが多いです[1]．

重症患者の約4％が消化管出血を発症し[2]，赤血球輸血や内視鏡治療が必要となることもあります．循環動態に影響を与える消化管出血を，「臨床的に重要な上部消化管出血：clinical important GIB（CIGIB）」といいます（表1）．ICUではこのCIGIBを減らすために，ストレス潰瘍予防（stress ulcer prophylaxis：SUP）を標準治療として行ってきました．

表1　CIGIB の定義

明らかな出血（吐血，コーヒー残渣様出血，下血，血便，または血性胃管排液） 　　＋ 以下のいずれか1つ以上 ・出血の前後24時間以内に収縮期または拡張期血圧 20 mmHg 以上の低下 ・心拍数20回/分以上の増加，かつ収縮期血圧10 mmHg 以上の低下 ・24時間でHb 2 g/dL 以上の減少，または出血開始後24時間以内で赤血球輸血2単位以上を要する ・侵襲的介入（内視鏡治療，または昇圧薬の開始や増量）

文献1より作成

表2　上部消化管出血のリスク

＜急性疾患＞	＜慢性疾患＞
ショック 呼吸不全 頭部外傷 熱傷	腎障害 肝障害 凝固障害 ヘリコバクター・ピロリ感染
＜薬剤＞	＜デバイス＞
抗血小板薬 抗凝固薬 NSAIDs	人工呼吸 腎代替療法 ECMO

文献1より引用

症例のつづき①

研修医：だいぶわかってきました．じゃあこれからはICU 患者全員にSUP としてPPI を
　　　　はじめるようにします！

上級医：待って待って，すべての患者に開始すればいいわけじゃないんだ．

2. 抗潰瘍薬の開始基準，薬剤の選択

1 SUP の開始前にはリスクの評価を！

　ストレス潰瘍によるCIGIB が1969年に報告[3] され，SUP の有用性を報告されて以来，ICU において SUP は長年ルーチンで処方されてきました[4]．しかし，CIGIB 発症率は4％と低い一方で，SUP の長期処方によるクロストリジオイデス・ディフィシル感染症（*Clostridioides difficile* infection：CDI）や肺炎などの合併症が報告されており，近年は上部消化管出血のリスクの高い患者に絞って SUP を行うことが推奨されています[1]（表2）.

　2020年に発表された英国のガイドラインでは，消化管出血のリスクが4％以上と高い患者に抗潰瘍薬を開始することが弱く推奨されています[2]（表3）. 2024年に発表された米国のガイドラインでは，凝固障害，ショック，慢性肝疾患がCIGIB のリスク因子としてあげられています[5]（表4）.

表3 消化管出血リスクの評価

最高リスク（8〜10％）	経腸栄養を投与していない人工呼吸管理中の患者
	慢性肝疾患（次のうち1つ以上：門脈圧亢進症，肝硬変[※1]，食道静脈瘤の既往，肝性脳症の既往）
高リスク（4〜8％）	凝固障害（次のうち1つ以上：血小板＜50×10³/μL，PT-INR＞1.5，PT時間＞20秒）
	下記の中等度リスクのうち2つ以上あてはまるもの

-------- 推奨するカットオフ[※2] --------

中等度リスク（2〜4％）	経腸栄養を投与している人工呼吸管理中の患者
	急性腎障害
	敗血症
	ショック（次のうち1つ以上：昇圧薬か強心薬の持続投与，収縮期血圧＜90 mmHg，平均血圧＜50 mmHg，乳酸値≧4 mmol/L）
低リスク（1〜2％）	リスク因子のない重症患者
	急性肝不全
	ステロイドや免疫抑制薬の使用
	抗凝固薬の使用（次のうち1つ以上：ビタミンK拮抗薬，DOAC[※3]，未分画ヘパリン・低分子量ヘパリンの治療量，直接トロンビン阻害薬の静脈内投与，ADP[※4]阻害薬，類似薬）
	悪性腫瘍
	男性

文献2より引用
※1 肝生検，またはCT検査，超音波検査で診断された肝硬変.
※2 カットオフ近くの患者でどうするかは個人の判断にゆだねられる.
※3 DOAC：direct oral anti coagulants（直接作用型経口抗凝固薬）
※4 ADP：adenosine diphosphate（アデノシンニリン酸）

表4 CIGIBのリスク因子とSUPに関する提案

●凝固障害，ショック，慢性肝疾患[※1]が，CIGIB，顕性GIBのリスクになると提案する.

リスク因子	CIGIBのリスク	顕性GIB[※2]のリスク
凝固障害	＋4.8％（95％CI：2.6〜8.6％）	＋4.1％（95％CI：2.7〜6.9％）
ショック	＋2.6％（95％CI：1.2〜5.4％）	＋2.6％（95％CI：1.4〜4.5％）
慢性肝疾患	＋7.6％（95％CI：3.3〜17.6％）	＋4.5％（95％CI：2.3〜8.8％）

＊侵襲的人工呼吸器のみでは危険因子とはならない.

●リスク因子を有する重症成人患者に対して，SUPを投与することを提案する.

●経腸栄養関連
・CIGIBのリスクを低減させるために経腸栄養を投与することを提案する.
・経腸栄養投与中でも，CIGIBのリスク因子が1つ以上ある重症成人患者にはSUPを使用することを提案する.

文献5より作成
※1 凝固障害，ショック，慢性肝疾患の定義は，研究間で一貫しておらず，明確な定義はない.
※2 顕性GIB：吐血や血便，下血といった，活動性出血の徴候・症状を起こすすべての出血

② 薬剤の選択

薬剤はプロトンポンプ阻害薬（PPI）または H2 受容体拮抗薬（H2RA）を使用します[2, 5]．

以前はスクラルファートも使用されていましたが，現在は重篤な消化管出血を低減させるエビデンスが勝る PPI や H2RA を使用することが推奨されています[2, 5]．

PPI か H2RA のどちらがよいのかは未解決の問題です（Advanced lecture 参照）．

Advanced Lecture

■ 抗潰瘍薬のエビデンス[2]

・PPI や H2RA を投与した群では，プラセボ群と比較して，高リスク・最高リスクの患者において有意に CIGIB を減らします．しかし，全体の死亡率や ICU 滞在日数は有意差がありません．

・PPI や H2RA を投与した群では，プラセボ群と比較して，肺炎を有意に増やしますが，CDI は有意差がありません．

・PPI と H2RA の比較では，中等度リスク以上での CIGIB は PPI で有意に少ないです．一方で，有意差はありませんが，死亡率や肺炎発症率は PPI の方が若干高い可能性があります．

症例のつづき②

研修医：ストレス潰瘍予防が重要なことがわかりましたが，PPI や H2RA の処方のしかたがよくわかりません．

上級医：ここで学んで，自分で処方できるようになろう！

3. 抗潰瘍薬の種類を知ろう！

ここでは，ストレス潰瘍に対して主に用いられる PPI と H2RA について詳しく説明します．

① 抗潰瘍薬の作用機序[6]（図）

胃酸分泌の調節は，ヒスタミン，ガストリン，アセチルコリンの3つの経路があり，それぞれの物質が胃壁細胞の基底膜側にある受容体に結合して胃酸分泌を刺激します．

胃酸（塩酸）は胃壁細胞の胃粘膜側から分泌されます．胃酸，すなわち「H^+」の輸送を担うのが細胞膜タンパク「H^+，K^+-ATPase」，いわゆるプロトンポンプです．

1）PPI，P-CAB の作用機序

PPI は胃酸分泌の最終段階であるプロトンポンプを阻害することで酸分泌を直接抑えます．

また，新たなメカニズムでプロトンポンプの作用を抑える薬剤として，2014年に承認されたカリウムイオン競合型アシッドブロッカー（P-CAB）があります．P-CAB はカリウムイオンに競合的な様式でプロトンポンプを阻害して，胃酸分泌を抑制します．

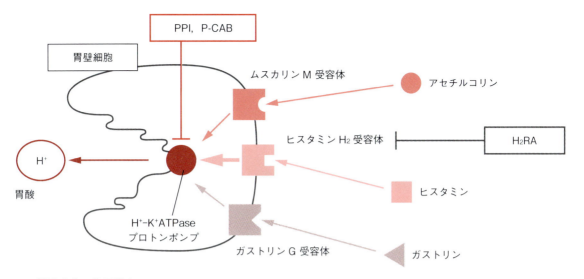

図　抗潰瘍薬の作用機序
文献6, 7を参考に作成

2）H2RAの作用機序

H2RAは，胃壁細胞の基底膜側にあるヒスタミンH2受容体を競合的に阻害することで胃酸分泌を抑制します．胃酸分泌を調節する3つの経路のうち，1つのみに作用するという点に注意が必要です．

2 PPIとP-CAB，H2RAの違い（表5）

PPIは胃酸で活性化されて作用するため，作用発現までに時間がかかります．一方でP-CAB，H2RAは投与してすみやかに胃内pHを上昇させます．

PPIは肝代謝で，腎機能による用量調節は不要です．H2RAは基本的には腎排泄で，腎機能に合わせて投与量を調節する必要があります．H2RAのなかでも，ラフチジン（プロテカジン®）は肝代謝のため，透析患者以外では腎機能による用量調節が不要です．

3 抗潰瘍薬の処方例

ストレス潰瘍予防としてのPPI，H2RAは低用量で投与します[5]．**実際に胃潰瘍・十二指腸潰瘍からの上部消化管出血をきたした場合の用量とは異なる**ため注意しましょう．

気管挿管中などで経口摂取困難な患者には，簡易懸濁にて経胃管投与を行います．

表5 PPIとP-CAB，H₂RAの違い

	プロトンポンプ阻害薬 （PPI）	カリウムイオン競合型 アシッドブロッカー （P-CAB）	H₂受容体拮抗薬 （H₂RA）
効果発現 までの時間	遅い（数日）	早い（数時間）	早い
効果持続時間	H₂RAよりは長い 内服薬は1日1回	PPIよりも長い 内服薬は1日1回	6～8時間程度 内服薬は1日2回
代謝経路	肝代謝（主にCYP2C19，CYP3A4） 腎排泄だが腎機能での用量調節は不要	肝代謝（主にCYP3A4） 主に腎排泄だが腎機能での用量調節は不要	腎排泄 ・腎機能での用量調節が必要
副作用	汎血球減少 肝酵素上昇 CDI，肺炎	PPIと同様	白血球減少，血小板減少 肝酵素上昇 便秘 CDI，肺炎
禁忌	アレルギー患者 アタザナビル，リルピビリンを投与中の患者	PPIと同様	アレルギー患者
その他の 注意点	保険適用上の使用できる日数に限りがある	PPIと同様	せん妄リスクあり

1) PPI

●注射薬
- ・オメプラゾール注射用（20 mg）＋生理食塩液（20 mL）静注　1日2回
  （生理食塩液または5％ブドウ糖液以外の輸液とは配合変化があるため，メインの輸液がその他のもののときは別の生理食塩液または5％ブドウ糖液で前後フラッシュを行う）
- ・ランソプラゾール（タケプロン®）静注用（30 mg）＋生理食塩液（20 mL）静注　1日2回

●内服薬
- ・ランソプラゾールOD錠　内服　1回15 mg　1日1回
- ・ラベプラゾール（パリエット®）錠　内服　1回10～20 mg　1日1回
- ・エソメプラゾール（ネキシウム®）カプセル　内服　1回10～20 mg　1日1回

2) P-CAB

●内服薬
- ・ボノプラザン（タケキャブ®）錠　内服　1回10～20 mg　1日1回

3) H₂RA

●注射薬
- ・ファモチジン（ガスター®）注射液　静注　1回20 mg　1日2回

●内服薬
- ・ファモチジンOD錠　内服　1回20 mg　1日2回
  （腎機能に応じて用量調節が必要）

抗潰瘍薬を漫然と投与しつづけないようにしよう！

PPIやH2RAは肺炎やCDIを増加させるリスクがあります．経腸栄養を開始したり抜管したりして，リスクが中等度以下となった場合はすみやかに中止しましょう[5]．一方，上部消化管出血治療して間もない患者であったり抗血小板薬・NSAIDsの使用があるなど，消化管出血予防が必要と判断した場合は，引き続きPPIあるいはH2RAを投与します．

患者が転院や退院して自分の手を離れるときは，何の予防，あるいは治療で抗潰瘍薬を投与しているか，どうなったら中止するかを明確にして情報提供するようにしましょう．

4 抗潰瘍薬の使い方のまとめ

① GIBリスクが高い患者でSUPを開始する．
② 第1選択はPPIかH2RA！
③ 日々，GIBリスクを検討し，経腸栄養開始・病態の改善（抜管，ショックの改善）などでリスクが低下したらSUP中止．
④ ICU退室までにやめられない場合は，継続する理由と中止時期を明確に！

おわりに

抗潰瘍薬をはじめるのは簡単ですが，本当にこの患者に必要なのかを十分に検討したうえで開始しましょう．いわゆる「do処方」とならないように，必要性を評価しなおすことが重要です．

引用文献

1) Cook D & Guyatt G：Prophylaxis against Upper Gastrointestinal Bleeding in Hospitalized Patients. N Engl J Med, 378：2506-2516, 2018（PMID：29949497）
2) Ye Z, et al：Gastrointestinal bleeding prophylaxis for critically ill patients：a clinical practice guideline. BMJ, 368：l6722, 2020（PMID：31907223）
3) Skillman JJ, et al：Respiratory failure, hypotension, sepsis, and jaundice. A clinical syndrome associated with lethal hemorrhage from acute stress ulceration of the stomach. Am J Surg, 117：523-530, 1969（PMID：5771525）
4) Cook DJ, et al：Risk factors for gastrointestinal bleeding in critically ill patients. Canadian Critical Care Trials Group. N Engl J Med, 330：377-381, 1994（PMID：8284001）
5) MacLaren R, et al：Society of Critical Care Medicine and American Society of Health-System Pharmacists Guideline for the Prevention of Stress-Related Gastrointestinal Bleeding in Critically Ill Adults. Crit Care Med, 52：e421-e430, 2024（PMID：39007578）
6) 「ICU/CCUの薬の考え方，使い方 ver.2」（大野博司/著），中外医学社，2015
7) 阿部一啓：胃プロトンポンプの結晶構造によって明らかになった胃酸分泌の分子機構．Biochemical Society, 91：169-177, 2019

参考文献・もっと学びたい人のために

1) 「ER・ICU 300のくすり」（志馬伸朗/編），中外医学社，2023
2) 「ER・ICU 100のスタンダード」（志馬伸朗/編著），中外医学社，2017

プロフィール

上原祐衣（Hiroe Uehara）
広島大学大学院 医系科学研究科 救急集中治療医学
広島大学病院の高度救命救急センター・集中治療室にて救急・集中治療を専門にしています．重症外傷・熱傷・小児や，ECMO・Impella管理を要する呼吸不全・循環不全など，県内外の重症度の高い症例が集まっている施設で日々研鑽を積んでいます．ドクターヘリや救急ワークステーション（ドクターカー的事業）もやっています．
好きなお好み焼き屋は「貴家。（広島市中区富士見町）」です．

松本丈雄（Takeo Matsumoto）
安芸太田病院 救急部
詳細はp.191．

第2章 難治性心室細動

場面5：予防に関わる薬
11. VTE予防

倉田菜央，石井潤貴

● Point ●

・重症患者では禁忌がない限りVTE予防を行う

・VTE予防には機械的血栓予防と薬理学的血栓予防がある

症例の経過

難治性心室細動に対しECPR後に入室した．VA-ECMOは離脱し人工呼吸器の離脱を進めている．本日は第9病日，意識は改善傾向だが，人工呼吸器管理は継続しており離床はできていない．

研修医：VA-ECMOは離脱できましたが，呼吸器離脱はまだ難しいですね．このままだと下肢に血栓ができそうです．

上級医：よいところに気がついたね．では，VTEを予防するにはどのような方法をとるのがよいと思うかな？

研修医：…．足が動かせればよいのですが…．

上級医：早期に離床できればそれが一番だね．離床が難しい場合の予防方法には，非薬剤的なものと薬剤的なものがあるので，一度整理してみよう．

1. VTEとは

体内で血栓が過剰に拡大し血管内を閉塞すると，血栓症（thrombosis）となります．成因としてVirchowの3徴〔①血管内皮傷害，②血流異常（うっ滞），③凝固能亢進〕が重要であり，集中治療領域では多くの患者がVirchowの3徴を有しています．静脈血栓症のなかでも四肢の筋膜より深部を走行する深部静脈に生じたものを深部静脈血栓症（deep vein thrombosis：DVT），血栓が急性または慢性に肺動脈を閉塞させる病態を肺血栓塞栓症（pulmonary thromboembolism：PTE）といいます．

DVTとPTEは関連があり，両者を総称して静脈血栓塞栓症（venous thromboembolism：VTE）と呼びます．ICU患者におけるDVT発生率は5〜24％[1, 2]で，PTE発生率は1.8％[3]とする報告があります．また無治療のPTEの死亡率は30％であり，治療を行っても2〜8％の死亡率があります[4]．

多くの重症患者はVTEのリスク因子をもちます．リスク評価モデルは複数あり，それぞれ対象

レジデントノート　Vol. 26　No. 17（増刊）2025　149 (3123)

表1 VTEのリスク因子

Andersonらの Risk Factors[5]
高リスク
骨折（股関節, 下肢）
股関節・膝関節置換術
一般外科大手術
重度外傷
脊髄損傷
中等度リスク
内視鏡的膝関節手術
中心静脈ライン
化学療法
慢性心不全／呼吸不全
ホルモン補充療法
悪性疾患
経口避妊薬
麻痺を伴う脳卒中
妊娠／出産後
VTEの既往
血栓性素因
低リスク
3日間以上のベッド上安静
座位での安静（例：長期自動車／飛行機旅行）
高齢
内視鏡的手術（例：胆嚢摘出術）
肥満
妊娠／出産前
静脈瘤

Geneva Risk Score[6]	
危険因子	点
心不全	2
呼吸不全	2
3カ月以内の脳卒中	2
4週以内の心筋梗塞	2
敗血症を含む急性感染症	2
急性リウマチ性疾患	2
担癌患者	2
骨髄増殖性症候群	2
ネフローゼ症候群	2
VTEの既往	2
血液凝固能亢進状態	2
3日以上の安静	1
6時間以上の移動	1
60歳以上	1
BMI＞30	1
慢性静脈疾患	1
妊娠	1
ホルモン治療	1
脱水	1
合計3点未満：低リスク VTE発症リスク 0.60％ 合計3点以上：高リスク VTE発症リスク 3.20％	

ICU-VTE Score[7]	
危険因子	点
VTEの既往	4
入院時の血小板数25万／μL以上	1
中心静脈カテーテル挿入	5
4日以上の安静	4
侵襲的人工呼吸器管理	2
入院中の最低Hb 9 g/dL以上	2
合計0〜8点：低リスク VTE発症リスク 0.30％ 合計9〜14点：中リスク VTE発症リスク 3.60％ 合計15〜18点：高リスク VTE発症リスク 17.7％	

Padua Prediction Score[8]	
危険因子	点
担癌患者	3
VTEの既往	3
活動性の低下	3
既知の血栓性素因	3
1カ月以内の外傷または手術	2
70歳以上	1
心不全または呼吸不全	1
急性心筋梗塞または脳梗塞	1
急性感染症またはリウマチ疾患	1
BMI≧30	1
ホルモン治療中	1
合計4点以上：高リスク	

患者が異なることを理解しましょう（**表1**）.

・Geneva Risc Score：内科疾患の患者. 低リスク患者を特定する精度に優れている.
・ICU-VTE Score：内科系・外科系を含む重症患者.
・Padua Prediction Score：内科疾患の患者. 集中治療に限定したものではない.

　重症患者におけるVTEは生命を脅かす合併症であり[9], ひいてはICU滞在期間の延長と関連するため, 予防を行うことが推奨されています[10]. ただし, VTE予防で入院患者におけるVTEまたはVTE関連死のリスクがなくなるわけではありません.

2. 血栓予防の適応

　ICU入室後24時間以内に明確な理由なしに血栓予防を行わない場合, ICU患者の死亡リスクが

表2 PTE/DVT（VTE）の予防に関する推奨とエビデンスレベル

	推奨クラス	エビデンスレベル
すべてのリスクの患者に対して早期離床および積極的な運動を行う.	I	C
中リスク患者に対して弾性ストッキングを着用させる.	IIa	A
中リスク患者に対して間欠的空気圧迫を行う.	IIa	A
高リスク患者に対して間欠的空気圧迫法あるいは抗凝固療法を行う.	IIa	A
最高リスク患者に対して「薬物予防法と間欠的空気圧迫法の併用」および「薬物予防法と弾性ストッキングの併用」を行う. また出血リスクの高い患者に対して間欠的空気圧迫法を行う.	IIa	A

日本循環器学会. 肺血栓塞栓症および深部静脈血栓症の診断, 治療, 予防に関するガイドライン（2017年改訂版）.
https://www.j-circ.or.jp/cms/wp-content/uploads/2017/09/JCS2017_ito_h.pdf. 2024年11月閲覧

表3 米国・欧州でのVTEに関するガイドライン

American Society of Hematology 2018 guidelines for management of venous thromboembolism[10]

	推奨クラス	エビデンスレベル
急性疾患の患者において間接的Xa阻害薬を使用することを推奨する	条件付き	Grade 2C
重症患者には未分画ヘパリンまたは低分子ヘパリンを使用することを推奨する	強い推奨	Grade 1B
未分画ヘパリンよりも低分子ヘパリンを使用することを推奨する	条件付き	Grade 2B
急性期または重症患者において機械的血栓予防よりも薬理学的血栓予防を行うことを推奨する	条件付き	Grade 2C
薬理学的血栓予防を行わない場合は, VTE予防を行わないよりも機械的血栓予防を行うことを推奨する	条件付き	Grade 2B
薬理学的血栓予防と機械的血栓予防を併用するよりも, 単独で行うことを推奨する	条件付き	Grade 2D

European guidelines on perioperative venous thromboembolism prophylaxis（2018）[12]

	推奨クラス	エビデンスレベル
薬理学的血栓予防には低分子ヘパリンを使用することを推奨する	強い推奨	Grade 2B
中等度リスク, および高リスク患者のVTE予防に, 薬理学的血栓予防を行わずに機械的血栓予防を行うのは推奨されていない	条件付き	Grade 1B
機械的血栓予防は抗凝固薬が禁忌である患者に使用することを推奨する	条件付き	Grade 1B
機械的血栓予防は血栓リスクが非常に高い患者に薬理学的血栓予防も併用した状態で使用を推奨する	条件付き	Grade 2B
機械的血栓予防はGCSよりもIPCの使用を推奨する	強い推奨	Grade 2B

GCS：graduated compression stockings（弾性ストッキング）
IPC：intermittent pneumatic compression（間欠的空気圧迫法）

高くなります[11]. そのため, ICU入室が必要な重症患者は, 薬理学的血栓予防または機械的血栓予防のいずれかで予防的治療を行うことが推奨されており, その適応は各ガイドラインにも明記されています（表2, 3）.

3. 機械的血栓予防

活動性の消化管出血, 3カ月以内の出血イベントなどの出血傾向, 血小板減少（＜5万/μL），

ヘパリン起因性血小板減少症の患者は薬理学的血栓予防が禁忌となります[11].

そのような患者さんは，下腿の圧迫により下肢からの静脈灌流を促進しVTE予防を行う機械的予防として，弾性ストッキング（graduated compression stockings：GCS）や間欠的空気圧迫法（intermittent pneumatic compression：IPC）を使用します.

1 弾性ストッキング

弾性ストッキングは大腿部と比較して足首により強い外力を加えることで，下肢を圧迫して静脈の血流速度を増加させ，下肢への静脈のうっ滞を減少させます.

ただ，中リスクの患者ではVTEに有意な予防効果を認める一方，高リスクの患者では単独使用での効果は限定的とされます[13]. 閉塞性動脈硬化症などの動脈血行障害を有している患者，うっ血性心不全，糖尿病，DVTの急性期などの患者では，血行障害や皮膚障害のリスクがあり禁忌です.

2 間欠的空気圧迫法

間欠的空気圧迫法は下肢に巻いた可膨張式空気袋に間欠的に空気を送入することによって，下肢静脈血流を促進させる効果があります. VTE発生率は機械的血栓予防を行わない場合[14]や，弾性ストッキング[15]と比較して有意に低下します.

間欠的空気圧迫法も，閉塞性動脈硬化症などの動脈血行障害を有している患者では禁忌です. また覚醒している患者には不快なことも多いため，不要になればすみやかに使用を中止します.

> **症例のつづき①**
>
> 研修医：なるほど. ICUでよく見る弾性ストッキングやフットポンプは，リラックス効果を期待したマッサージのためではなく，DVT予防のためだったのですね.
> 上級医：その通り. ただ，機械的血栓予防の効果は限定的だから薬剤的な予防に関しても勉強しておこう.

4. 薬理学的血栓予防

出血リスクなどの禁忌がない場合には薬理学的血栓予防が推奨されています.

各薬剤の作用機序を図に示します.

日本において，すべての患者に使用可能なVTE予防薬は未分画ヘパリン（unfractionated heparin：UFH）のヘパリンカルシウムとワルファリンのみです. ただし，疾患によっては低分子ヘパリン（low molecular weight heparin：LMWH）のエノキサパリン（クレキサン®），フォンダパリヌクス（アリクストラ®），エドキサバン（リクシアナ®）が使用可能となっています.

欧米では内科重症患者や敗血症患者において，UFHよりもLMWHを使用することが推奨されています[16].

> **●ここがポイント**
>
> LMWHがUFHよりエビデンスがあるものの，日本ですべての患者に保険適応であるのはUFHのみ！

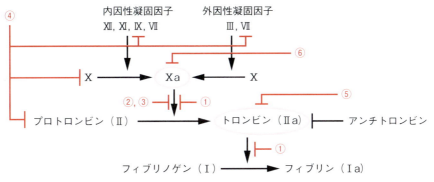

図　各VTE予防薬の作用機序

それぞれの薬剤の特徴をみていきましょう（**表4, 5**）.

1 未分画ヘパリン

> ●処方例
> ・ヘパリンカルシウム（ヘパリンカルシウム皮下注シリンジ）
>   1回5,000単位/0.2 mLを12時間ごとに皮下注射または筋肉内注射
> ・ヘパリンナトリウム（ヘパリンNa）
>   1回5,000単位/5 mLを4時間ごとに皮下注射または筋肉内注射

　生理的凝固阻止因子であるアンチトロンビンⅢ（AT Ⅲ）と結合して，活性を高めます．このヘパリン‐アンチトロンビン複合体が凝固カスケード（Ⅱa, Ⅸa, Ⅹa, Ⅺa, Ⅻa）を不活性化することで抗凝固作用を発揮します．内因系経路を阻害するためAPTTでモニタリングします．拮抗薬としてプロタミンがあります（**第2章-2参照**）．

2 低分子ヘパリン

> ●処方例
> ・エノキサパリン（クレキサン®）
>   1回2,000単位/0.2 mLを12時間ごとに皮下注射

　ヘパリンのなかでも低分子部分であり，AT Ⅲを介して間接的に抗凝固作用を発揮します．抗Ⅱa作用が弱いためAPTTでのモニタリングはできませんが，抗Ⅹa活性でのモニタリングは可

表4　VTE予防薬の比較表

	ヘパリンカルシウム	ヘパリンナトリウム	エノキサバリン	フォンダパリヌクス	ワルファリン	アルガトロバン
代表的な商品名	ヘパリンカルシウム皮下注5,000単位/0.2 mLシリンジ	－	クレキサン®皮下注キット2,000 IU	アリクストラ®皮下注2.5 mg	ワーファリン	スロンノン®HI注10 mg/2 mL
作用機序	間接的Xa阻害薬				ビタミンK拮抗薬	直接的トロンビン阻害薬
予防の保険適応	適応あり	適応なし	下記に適応あり：股関節全置換術膝関節全置換術股関節骨折手術VTE発症リスクの高い腹部手術施行患者	下記に適応あり：VTE発症リスクの高い腹部手術，下肢整形外科手術施行患者	適応あり	適応なし
投与形態	皮下注射		皮下注射	皮下注射	内服	
用法・用量（処方例参照）	1回5,000単位12時間ごと		1回2,000単位12時間ごと	2.5 mg24時間ごと	1〜5 mg24時間ごとPT-INR1.5〜2.5で調整	
効果発現までの時間（Tmax）	2.7±0.5時間		1.5〜3.0時間中央値　2.3時間	1.5〜2.5時間中央値　2.0時間	0.25〜1.00時間中央値　0.5時間	
効果持続時間	12時間		－	－	－	
消失半減期	－		3.19±0.56時間	16.1±2.50時間	95±27時間	
重大な副作用	ショック，アナフィラキシー，出血，血小板減少，HIT	－	ショック，アナフィラキシー，出血，血小板減少，肝機能障害	出血，肝機能障害，ショック，アナフィラキシー	出血，皮膚壊死，カルシフィラキシス，肝機能障害，急性腎不全	－
禁忌	添付文書上記載なし		アレルギー，出血傾向急性細菌性心内膜炎患者，重度の腎障害，HITの既往がある患者	アレルギー，出血傾向急性細菌性心内膜炎患者，重度の腎障害	出血，腎障害，肝障害，妊婦，骨粗鬆症治療用ビタミンK₂製剤・イグラチモド・ミコナゾール内服中の患者	
腎不全患者	調節不要		Ccr30〜50 mL/分24時間ごと	Ccr20〜30 mL/分1.5 mg 24時間ごと	重篤な腎障害患者は禁忌	
薬価	522円/筒		681円/筒	1,192円/筒	約10円/錠	

薬価情報（参考値）は2024年12月時点のもの．

能です．ただ，抗Xa活性測定は日本では保険適応ではありません．また，半減期が長い（3〜4時間）のも特徴の1つです．

表5　直接経口抗凝固薬の比較表

	ダビガトラン	リバーロキサバン	アピキサバン	エドキサバン
商品名	プラザキサ®	イグザレルト®	エリキュース®	リクシアナ®
作用機序	直接トロンビン阻害薬	直接Ⅹa因子阻害薬		
予防の保険適応	適応なし			股関節全置換術 膝関節全置換術 股関節骨折手術のVTE予防
その他の保険適応	非弁膜症性心房細動患者における虚血性脳卒中および全身性塞栓症の発症抑制	非弁膜症性心房細動患者における虚血性脳卒中および全身性塞栓症の発症抑制 VTEの治療および再発抑制	非弁膜症性心房細動患者における虚血性脳卒中および全身性塞栓症の発症抑制 VTEの治療および再発抑制	非弁膜症性心房細動患者における虚血性脳卒中および全身性塞栓症の発症抑制 VTEの治療および再発抑制
投与形態	内服			
用法・用量（処方例参照）	150 mg/回　1日2回	15 mg/回　1日1回	5 mg/回　1日2回	60 mg　24時間ごと
効果発現までの時間（Tmax）	2〜4時間 中央値　4時間	1〜4時間 中央値　4時間	（投与量2.5 mgの場合） 1〜6時間 中央値　3時間	0.5〜3時間 中央値　1時間
消失半減期	11時間	6.3時間	（投与量2.5 mgの場合） 8.1時間	4.9時間
重大な副作用	出血，間質性肺炎，アナフィラキシー，急性肝不全，食道潰瘍，急性腎障害	出血，肝機能障害，間質性肺疾患，血小板減少，急性腎障害	出血，間質性肺疾患，肝機能障害，急性腎障害	出血，急性腎障害，肝機能障害，間質性肺疾患
禁忌	アレルギー，高度の腎障害，出血，脊椎・硬膜外カテーテル留置および抜去後1時間の患者 イトラコナゾール内服中	アレルギー，出血傾向，中等度以上の肝障害，妊婦，HIVプロテアーゼ阻害薬内服中，コビシスタット含有製剤を投与中，アゾール系抗真菌薬，エンシトレルビルを投与中，急性細菌性心内膜炎の患者	アレルギー，出血傾向，凝固異常・出血リスクのある肝疾患	アレルギー，出血傾向，急性細菌性心内膜炎の患者
腎不全患者	Ccr 30〜50 mL/分：110 mg/回　1日2回 Ccr 30 mL/分以下：禁忌	Ccr 30〜50 mL/分：10 mg/回　1日1回 Ccr 30 mL/分以下：禁忌	Ccr 50 mL/分以下は減量，または中止を考慮	Ccr 50 mL/分以下は減量，または中止を考慮
薬価	127円/75 mg	約476円/15 mg	約212円/5 mg	約411円/30 mg

薬価情報（参考値）は2024年12月時点のもの.

❸ 合成Ⅹa因子阻害薬

> ●処方例
>
> ・フォンダパリヌクス（アリクストラ®）
> 　1回2.5 mgを24時間ごとに皮下注射

　合成ヘパリン誘導体のⅩa因子阻害薬です．ATⅢに選択的に結合し，間接的に第Ⅹa因子を阻害し抗凝固作用を発揮します．

4 ビタミンK拮抗薬

●処方例
- ワルファリン（ワーファリン）
  1回1〜5 mgを24時間ごとに経口投与（PT-INR 1.5〜2.5で調整）

ワルファリンは肝臓で産生される凝固因子（II, VII, IX, X）を抑制し作用します. ただ, 凝固進行の阻害で重要なプロテインC/Sもワルファリンで抑制されます. 特にプロテインC/Sは半減期が短いためほかのビタミンK依存性凝固因子より先に低下することから, ワルファリン開始時は一過性の凝固亢進状態となることがあります.

モニタリングはPT-INRで行います.

5 直接トロンビン阻害薬

●処方例
- アルガトロバン（スロンノン®HI）
  1回10 mgを輸液で希釈し, 12時間ごとに1回2〜3時間かけて点滴静注

可逆的にトロンビンを直接阻害することで, フィブリン形成, 血小板凝集を強力に阻害し抗凝固作用を発揮します. APTTでモニタリングが可能です.

6 直接経口抗凝固薬（direct oral anticoagulant：DOAC）

1）経口直接トロンビン阻害薬

●処方例
- ダビガトラン（プラザキサ®）
  1回150 mgを12時間ごとに経口投与, 必要に応じて1回110 mgを12時間ごとに減量

遊離トロンビンと血栓に接着したトロンビンを直接阻害し抗凝固作用を発揮します.

内服時, カプセルを外す, または粉砕すると消化管からのバイオアベイラビリティが上昇するため, 経鼻胃管からの投与はできません.

2）経口Xa因子阻害薬

●処方例
- リバーロキサバン（イグザレルト®）
  初期3週間は1回15 mgを12時間ごとに経口投与し, 以降は1回15 mgを24時間ごとに経口投与
  腎機能悪化時は適応を考慮し1回10 mgを24時間ごとに減量
- アビキサバン（エリキュース®）
  初期1週間は1回10 mgを12時間ごとに経口投与し, 以降は1回5 mgを12時間ごとに経口投与
  年齢, 体重, 腎機能に応じ1回2.5 mgを12時間ごとに減量

・エドキサバン（リクシアナ®）

　1回60 mgを24時間ごとに経口投与

　年齢，体重，腎機能に応じ1回30 mgを24時間ごとに減量

第Ⅹa因子を直接阻害することによって抗凝固作用を発揮します．

Column

COVID-19患者へのVTE予防

　ICUに入室するcoronavirus disease-2019（COVID-19）患者は特にVTE発生率が高いことがわかっています[17]．サイトカインストームや血管内皮障害などにより凝固亢進および線溶抑制が合併していると推定されます[18]．COVID-19の抗凝固療法の用量には予防用量と治療用量があり，2021年以降続々とRCTの結果が報告されています．2021年に発表された文献[19]では，中等症のCOVID-19患者に対し，各国で決められている低分子ヘパリンまたは未分画ヘパリンの治療用量と予防用量では，治療用量の方が臓器サポートが必要でない日数や主要な血栓イベントを減少させると示されています．一方でほかの文献[20]では，重症患者に対しては治療用量でも予防用量でも，死亡率や血栓イベントにおいて有意な差は認められないとされました．エビデンスレベルが低いこと，日本人の出血合併症が多いことなどから，「新型コロナウイルス感染症（COVID-19）における血栓症予防および抗凝固療法の診療指針2023年2月25日版（Version 4.1）」ではCOVID-19中等症Ⅱで予防用量での抗凝固療法が推奨されています[18]．

症例のつづき②

上級医：VTE予防という分野だけでもこのようにいろんな方法があるんだよ．

研修医：なるほど，やはり集中治療は奥深いですね．この患者さんはベッド上安静期間も長いため，VTEリスクがありますね．ヘパリンカルシウムを12時間ごとに皮下注射します．

上級医：それがいいね．

引用文献

1) Cook D, et al：Dalteparin versus unfractionated heparin in critically ill patients. N Engl J Med, 364：1305-1314, 2011（PMID：21417952）

2) Ibrahim EH, et al：Deep vein thrombosis during prolonged mechanical ventilation despite prophylaxis. Crit Care Med, 30：771-774, 2002（PMID：11940743）

3) Cook D, et al：Deep venous thrombosis in medical-surgical critically ill patients：prevalence, incidence, and risk factors. Crit Care Med, 33：1565-1571, 2005（PMID：16003063）

4) 日本循環器学会：肺血栓塞栓症および深部静脈血栓症の診断，治療，予防に関するガイドライン（2017年改訂版）. https://www.j-circ.or.jp/cms/wp-content/uploads/2017/09/JCS2017_ito_h.pdf

5) Anderson FA Jr & Spencer FA：Risk factors for venous thromboembolism. Circulation, 107：I9-16, 2003（PMID：12814980）

6) Nendaz M, et al：Multicentre validation of the Geneva Risk Score for hospitalised medical patients at risk of venous thromboembolism. Explicit ASsessment of Thromboembolic RIsk and Prophylaxis for Medical PATients in SwitzErland（ESTIMATE）. Thromb Haemost, 111：531-538, 2014（PMID：24226257）

7) Viarasilpa T, et al：Prediction of Symptomatic Venous Thromboembolism in Critically Ill Patients：The ICU-Venous Thromboembolism Score. Crit Care Med, 48：e470-e479, 2020（PMID：32187076）

8) Barbar S, et al：A risk assessment model for the identification of hospitalized medical patients at risk for venous thromboembolism：the Padua Prediction Score. J Thromb Haemost, 8：2450-2457, 2010（PMID：20738765）

9) Ho KM, et al：Omission of early thromboprophylaxis and mortality in critically ill patients：a multicenter registry study. Chest, 140：1436-1446, 2011（PMID：21940768）

10) Schünemann HJ, et al：American Society of Hematology 2018 guidelines for management of venous thromboembolism：prophylaxis for hospitalized and nonhospitalized medical patients. Blood Adv, 2：3198-3225, 2018（PMID：30482763）

11) Kahn SR, et al：Prevention of VTE in nonsurgical patients：Antithrombotic Therapy and Prevention of Thrombosis, 9th ed：American College of Chest Physicians Evidence-Based Clinical Practice Guidelines. Chest, 141：e195S-e226S, 2012（PMID：22315261）

12) Afshari A, et al：European Guidelines on perioperative venous thromboembolism prophylaxis：Executive summary. Eur J Anaesthesiol, 35：77-83, 2018（PMID：29112553）

13) Wells PS, et al：Graduated compression stockings in the prevention of postoperative venous thromboembolism. A meta-analysis. Arch Intern Med, 154：67-72, 1994（PMID：8267491）

14) Arabi YM, et al：Use of intermittent pneumatic compression and not graduated compression stockings is associated with lower incident VTE in critically ill patients：a multiple propensity scores adjusted analysis. Chest, 144：152-159, 2013（PMID：23412593）

15) Boonyawat K & Crowther MA：Venous thromboembolism prophylaxis in critically ill patients. Semin Thromb Hemost, 41：68-74, 2015（PMID：25594495）

16) Evans L, et al：Surviving Sepsis Campaign：International Guidelines for Management of Sepsis and Septic Shock 2021. Crit Care Med, 49：e1063-e1143, 2021（PMID：34605781）

17) Nopp S, et al：Risk of venous thromboembolism in patients with COVID-19：A systematic review and meta-analysis. Res Pract Thromb Haemost, 4：1178-1191, 2020（PMID：33043231）

18) 日本静脈学会, 他：新型コロナウイルス感染症（COVID-19）における血栓症予防および抗凝固療法の診療指針. 2023年2月25日版（Version 4.1）, 2023
https://www.j-circ.or.jp/cms/wp-content/uploads/2023/02/JCS_notice_20230224_V4.1.pdf

19) Lawler PR, et al：Therapeutic Anticoagulation with Heparin in Noncritically Ill Patients with Covid-19. N Engl J Med, 385：790-802, 2021（PMID：34351721）

20) Sholzberg M, et al：Randomized trials of therapeutic heparin for COVID-19：A meta-analysis. Res Pract Thromb Haemost, 5：e12638, 2021（PMID：34977448）

プロフィール

倉田菜央（Nao Kurata）

京都第二赤十字病院 救急科
2020年愛媛大学卒業. 堺市立総合医療センターで初期研修修了. 後期研修医として京都第二赤十字病院に就職. プログラムの関連病院として広島大学 救急集中治療科で研修. 広島大学では集中治療分野の楽しさや奥深さを知ることができて非常に充実した毎日でした. 集中治療を勉強したい方はオススメです.

石井潤貴（Junki Ishii）

広島大学大学院 医系科学研究科 救急集中治療医学
詳細は p.23.

第2章　難治性心室細動

場面6：抜管へ
12. 利尿薬

大木伸吾

● Point ●

- ICUの重症患者は，さまざまな要因により体液過剰をきたしやすい
- 体液過剰は不良な転帰と関連しており，全身状態が安定した後は輸液量制限・利尿薬投与を行う
- フロセミドで水分コントロールがつかない場合，トルバプタンの注射剤を使用できる
- 利尿薬の副作用も考慮し，体液過剰が是正された後はすみやかに減量・中止する

症例の経過

　ICU入室後，VFは再発せず心機能も改善傾向となった．VA-ECMOを用いた管理は昨日（第7病日）で終了し，本日（第8病日）はカテコラミン類も不要となった．鎮静薬をいったん中止したところ，意識レベルがGCS E4VTM6であることも確認できた．

　一方，人工呼吸器のF$_I$O$_2$は0.6，PEEPは10 cmH$_2$Oとやや高めの設定を要しており，PaO$_2$/F$_I$O$_2$比は120程度にとどまっている．胸部X線検査では両側の肺門部優位に血管陰影が増強しており，超音波検査では両側の胸水貯留およびmultiple B-linesが確認できる．また，体全体に浮腫があり，ICU入室からの水分出納は＋10 Lとなっている．

　研修医：循環と意識の経過は良好ですが，呼吸状態があまりよくありません．
　上級医：その原因は何だろう？
　研修医：肺水腫や胸水貯留が主な原因であると考えていますが，いずれも＋10 Lという水分バランスが影響している可能性があります．
　上級医：そうだね．重症患者さんでは，理由はさまざまだけれど今回のようにいつの間にか大幅な体液過剰に至っていた，ということがよくあるんだ．
　　　　　人工呼吸器離脱と抜管に向かうために，どうすればよいか考えてみよう．

1. 重症病態における体液過剰とその弊害

　重症患者さんは，初期蘇生時の急速輸液やその後の維持輸液のほか，薬剤の溶解液やカテコラミン類を持続静注しているルートの後押し輸液といった細かな水分負荷の蓄積（fluid creepと呼ばれます）も加わり，しばしば体液過剰に至ります[1]．急性腎傷害を合併している症例などではその傾向が強くなります[2]．

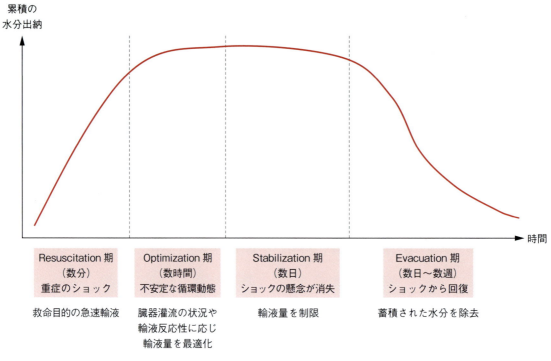

図 水分管理の4つのフェーズ
文献6，7を参考に作成

　一部相反する結果はあるものの，重症病態における体液過剰は，人工呼吸器離脱の失敗，ICU滞在期間の延長，死亡率の上昇などと関連している可能性があります[3〜5]．近年では，ショックの懸念が消失し全身状態が安定した後は，水分バランスを負の方向に傾けていくために輸液量制限や利尿薬投与を行うのが一般的となっています[6,7]（図）．

> **症例のつづき①**
> 上級医：体液過剰に対して，具体的にどのような介入を行おうか？
> 研修医：まずは利尿薬を投与したいと思います．
> 上級医：利尿薬にはさまざまな種類があるけど，どの薬剤を選択する？
> 研修医：ほかの患者さんにフロセミドが投与されているのを見たことがありますが，自分で投与したことはまだありません．
> 上級医：フロセミドはICUで用いられる代表的な利尿薬だから，特徴や具体的な投与方法を確認しておこう．

2. フロセミド（ラシックス®注）（表）

1 特徴

　腎臓のヘンレ係蹄上行脚においてNa^+-K^+-$2Cl^-$共輸送体を阻害し，強力なナトリウム利尿作用を発揮します．

表　フロセミド・トルバプタン注射剤の特徴・薬価

一般名	フロセミド	トルバプタン
投与量・投与方法	本文を参照	
利尿効果発現までの時間	数分以内	1時間以内
利尿効果の持続時間	約3時間	4〜6時間
主な副作用	・低カリウム血症 ・低ナトリウム血症 ・代謝性アルカローシス ・耐糖能異常 ・難聴	・高ナトリウム血症 ・肝機能障害 ・口渇
主な禁忌・注意	・低カリウム血症 ・低ナトリウム血症 ・肝性昏睡	・高ナトリウム血症 ・水分摂取困難 ・妊娠中
代表的な商品名（薬価）	ラシックス®注 20 mg（62円/A）	サムタス®点滴静注用16 mg（2,164円/V）

各薬剤のインタビューフォームを参照して作成
薬価情報は2024年12月時点のもの.

　静脈内投与の場合，利尿効果は数分以内に発現し，3時間程度持続します[8].
　利尿作用の強さ，即効性，投与量の調節のしやすさなどから，急性期の水分管理において頻繁に用いられる薬剤です.

2 副作用

　フロセミドには種々の副作用がありますが，なかでも低カリウム血症は急速に進行して臨床上問題となることが多く，血清カリウム値や心電図のモニタリングを密に行うことが重要です. 特に，今回の症例のように致死性不整脈のリスクが高い症例では，早期からカリウム製剤やカンレノ酸カリウム（ソルダクトン®静注用）を併用するなどして，低カリウム血症を回避する必要があります.

【主な副作用】
・電解質異常（低カリウム血症，低ナトリウム血症，低カルシウム血症，低マグネシウム血症）
・代謝性アルカローシス
・耐糖能異常
・高尿酸血症
・難聴

3 投与方法

　フロセミド（ラシックス®注）の静脈内投与を行う際は，間欠投与，持続投与のいずれも選択されます. 治療効果や安全性に関して，間欠投与と持続投与の優劣ははっきりしていません[9, 10]. 実際には，下記のように最初に10〜20 mg程度の静注を行って反応をみたうえで，引き続き間欠投与もしくは持続投与を行う，ということもよくあります.

●処方例

①初回投与

　・ラシックス®注 10〜20 mg　静注

　＊尿量が十分得られない場合，約1時間間隔をあけて2倍量程度（最大100 mg）を追加

②継続投与

　A）間欠投与：ラシックス®注 10〜20 mg 6〜8時間おきに静注

　B）持続投与：ラシックス®注 40〜200 mg（20 mg/2 mL）＋生理食塩液 24〜44 mL（総量48 mLとなるよう調整）2 mL/時で持続静注

　＊A，Bいずれの場合も，初回投与量や尿量に応じ適宜増減

●ここがピットフォール

フロセミド（ラシックス®注）を静注した場合，効果消失後にナトリウム再吸収の増加（リバウンド現象）が生じることがあり[11]，結果的に十分な利尿効果が得られない可能性があります．初回投与後の継続投与には，このリバウンド現象を回避する意味合いもあります．

症例のつづき②

研修医：このような場面で，フロセミド以外の利尿薬を使うことはあるのでしょうか？

上級医：カルペリチド（ハンプ®注射用）やカンレノ酸カリウム（ソルダクトン®静注用）などは以前から使用されていたけれど，2022年にトルバプタンの注射剤（サムタス®点滴静注用）も使用可能となったよ．

研修医：トルバプタンに注射剤があるとは知りませんでした．

上級医：それでは，特徴と具体的な投与方法を確認しておこう．

3. トルバプタン（サムタス®点滴静注用）（表）

1 特徴

　腎臓の集合管において，バソプレシンV_2受容体へのバソプレシンの結合を阻害し，強い水利尿作用を発揮します．

　静脈内投与の場合，利尿作用は1時間以内に発現し，4〜6時間程度持続します[12]．

　フロセミドなどほかの利尿薬で水分コントロールが十分得られない場合に使用します．

2 副作用

　高ナトリウム血症が急速に進行することがあるため，少量から投与を開始するとともに，血清ナトリウム値をこまめにモニタリングする必要があります．

【主な副作用】

・高ナトリウム血症

・肝機能障害

・口渇

❸ 投与方法

●処方例

・サムタス®点滴静注用 8〜16 mg ＋生理食塩液 50 mL 1日1回　1時間かけて点滴静注

症例のつづき③

上級医：改めて確認だけど，この患者さんに利尿薬を使う目的は何かな？

研修医：肺水腫や胸水貯留を改善させて，人工呼吸器の離脱と抜管を安全に行うことです．

上級医：そうだね．利尿薬を使う目的は単に尿量を増やすことではなく，あくまでも臨床上問題となっている体液過剰を是正することだね．

研修医：副作用のことも考えると，漫然と使いつづけない方がよさそうですね．

上級医：その通り．利尿薬を開始するときには，その目的が何であるかを明確にしておき，目的が達成されたらすみやかに減量・中止するようにしよう．

Column

利尿薬から血液浄化療法に切り替えないといけないときはどんなときか？

　重症病態には急性腎傷害を合併することも多く，利尿薬の効果が十分得られないことがあります．その場合，血液浄化療法（腎代替療法）への切り替えが必要となります．

　血液浄化療法は，患者さんに侵襲があり，合併症やコストの増加も招きうる治療ですので，メリットとデメリットを十分勘案したうえで導入の要否を判断しなくてはなりません．重症患者さんに対して血液浄化療法を開始するタイミングを検討した研究は複数ありますが，現時点では ① 高カリウム血症，② 代謝性アシドーシス，③ 利尿薬抵抗性の体液過剰による呼吸不全，といった所見がない場合，早期の血液浄化療法を行うメリットは示されていません[13〜15]．

　今回の症例は体液過剰を背景とした肺水腫や胸水貯留により呼吸不全をきたしており，利尿薬への今後の反応しだいでは③の条件を満たす可能性があります．まずは利尿薬によって体液過剰および呼吸不全が改善することを期待しますが，尿量があまり得られず利尿薬の増量や併用も奏効しなければ，血液浄化療法への移行を決断することになります．

引用文献

1) Van Regenmortel N, et al：Maintenance fluid therapy and fluid creep impose more significant fluid, sodium, and chloride burdens than resuscitation fluids in critically ill patients：a retrospective study in a tertiary mixed ICU population. Intensive Care Med, 44：409-417, 2018（PMID：29589054）

2) Teixeira C, et al：Fluid balance and urine volume are independent predictors of mortality in acute kidney injury. Crit Care, 17：R14, 2013（PMID：23347825）

3) Frutos-Vivar F, et al：Risk factors for extubation failure in patients following a successful spontaneous breathing trial. Chest, 130：1664-1671, 2006（PMID：17166980）

4) Silversides JA, et al：Conservative fluid management or deresuscitation for patients with sepsis or acute respiratory distress syndrome following the resuscitation phase of critical illness：a systematic review and meta-analysis. Intensive Care Med, 43：155-170, 2017（PMID：27734109）

5) Messmer AS, et al：Fluid Overload and Mortality in Adult Critical Care Patients-A Systematic Review and Meta-Analysis of Observational Studies. Crit Care Med, 48：1862-1870, 2020（PMID：33009098）

6) Hoste EA, et al：Four phases of intravenous fluid therapy：a conceptual model. Br J Anaesth, 113：740-747, 2014（PMID：25204700）

7) Malbrain MLNG, et al：Principles of fluid management and stewardship in septic shock：it is time to consider the four D's and the four phases of fluid therapy. Ann Intensive Care, 8：66, 2018（PMID：29789983）

8) 日医工株式会社：ラシックス®注20 mg インタビューフォーム 2021年12月改訂（第10版）
https://www.nichiiko.co.jp/medicine/file/55650/interview/55650_interview.pdf

9) Ng KT, et al：Continuous Infusion versus Intermittent Bolus Injection of Furosemide in Critically Ill Patients：A Systematic Review and Meta-analysis. J Cardiothorac Vasc Anesth, 32：2303-2310, 2018（PMID：29454528）

10) Kuriyama A & Urushidani S：Continuous versus intermittent administration of furosemide in acute decompensated heart failure：a systematic review and meta-analysis. Heart Fail Rev, 24：31-39, 2019（PMID：30054781）

11) Brater DC：Diuretic therapy. N Engl J Med, 339：387-395, 1998（PMID：9691107）

12) 大塚製薬株式会社：サムタス®点滴静注用 8 mg/16 mg インタビューフォーム 2022年12月改訂（第3版）
https://www.otsuka-elibrary.jp/pdf_viewer/index.html?f=/file/1110/si8_if.pdf#page=1

13) Bagshaw SM, et al：Timing of Initiation of Renal-Replacement Therapy in Acute Kidney Injury. N Engl J Med, 383：240-251, 2020（PMID：32668114）

14) Barbar SD, et al：Timing of Renal-Replacement Therapy in Patients with Acute Kidney Injury and Sepsis. N Engl J Med, 379：1431-1442, 2018（PMID：30304656）

15) Gaudry S, et al：Initiation Strategies for Renal-Replacement Therapy in the Intensive Care Unit. N Engl J Med, 375：122-133, 2016（PMID：27181456）

プロフィール

大木伸吾（Shingo Ohki）
湘南鎌倉総合病院 集中治療科
熊本，京都，広島での救急医・集中治療医としての勤務を経て，2024年4月に湘南の地に移住してきました．
当科は主に，院内の2つのICU（合計22床）で重症患者さんの診療を行うとともに，院内急変へのrapid response system も担当しています．日本一の救急車受け入れ台数を誇るERからの重症症例に加えて，心臓血管外科などの大手術後の症例も多く，さまざまな重症病態の経験を積むことが可能です．忙しい病院ですがon-offがはっきりしており，プライベートでは湘南ライフを満喫できるのも当科の魅力です．集中治療に興味のある若手の先生，ぜひ一度見学にお越しください．

| 第2章 | 難治性心室細動 |

場面6：抜管へ

13. 利尿のためのアルブミン製剤

京　道人

● **Point** ●

・アルブミン製剤の利尿薬との併用は，利尿薬への反応が悪い場合や低アルブミン血症を合併している場合に考慮するが，エビデンスは限られている

・投与する場合は目的を明確にし，効果を定期的に評価する

はじめに

　集中治療において，体液管理は患者の予後を左右する重要な要素です．除水が必要な場合は利尿薬を用いることが多いですが（**第2章-12**参照），重症患者では低アルブミン血症を呈することが多く，十分な利尿が得られない場合もあります．アルブミン製剤の使用は，時に有効な手段となりますが，その適応や投与方法には注意が必要です．本稿では，心室細動後のVA-ECMO離脱症例を通じて，アルブミン製剤の適切な使用方法について解説します．

> **症例の経過（第8病日）**
>
> 研修医：先生，VA-ECMOから離脱できた患者さんですが，体重が＋10 kgオーバーしています．早く除水して人工呼吸器から離脱するために，フロセミドとアルブミン製剤を一緒に投与してよいですか．
>
> 上級医：ちょっと待って．いきなりアルブミン製剤を用いるのはどうだろう？ フロセミドの反応はどうかな？
>
> 研修医：1時間で200 mLの反応尿がみられています．
>
> 上級医：なるほど．そうであれば，フロセミドのみで利尿を行うのでもよいかもしれないね．アルブミンの値はどうかな？
>
> 研修医：血清アルブミン値は3.1 g/dLです．
>
> 上級医：血清アルブミン値は低くないね．この患者さんにアルブミン製剤をフロセミド投与前に用いる有用性は高くなさそうだね．
>
> 研修医：アルブミン製剤をフロセミドと一緒に使えば利尿が促進されると思ったのですが…．
>
> 上級医：その考え方はわかるよ．しかし，アルブミン製剤は安易に使用してよいものではないんだ．同意書の取得にも注意が必要だよ．もう同意書は取得できているかな？

研修医：えっ，多分取ってあると思うのですが．
上級医：確認が必要だね．そのうえで，アルブミン製剤の適応とエビデンスについて，一
緒に確認していこう．

1. 利尿におけるアルブミン製剤の効果とエビデンス

　輸液過多などにより循環血漿量が過度に増加し，肺水腫や心不全を生じる場合には，利尿薬を使用します．利尿薬単独で十分な尿量が得られる場合はあえてアルブミン製剤を併用する有用性に乏しいです．そうでない場合は，血清アルブミン値によってアルブミン製剤の投与を検討します．

　低アルブミン血症は利尿薬抵抗性の一因となります．理由として，ループ利尿薬はアルブミンと結合し近位尿細管に到達するため，血液中のアルブミン値が低いと効果が減弱することや，膠質浸透圧の低下により血管内容量の潜在的減少が起こることがあげられます．そのため，アルブミン製剤をループ利尿薬と併用することで尿量が増える可能性があります．一方で，**そもそも血清アルブミン値が低くない場合，アルブミン製剤を併用する意義に乏しいと考えられます**．

　13研究をまとめたメタ解析[1]では，アルブミン製剤を利尿薬投与と併用することによって，有意に尿量が増えたと報告されていますが，各論文間は異質性が高く患者の疾患群もさまざまであったことに注意が必要です．また，尿量以外の臨床アウトカムについても考慮する必要があります．3つのRCTをまとめたメタ解析[2]では，酸素化（PaO_2/F_IO_2比）は有意に改善するものの，死亡率減少には寄与しませんでした．

Column

膠質浸透圧

　膠質浸透圧とは，血液や体液のなかで特にタンパク質のような大きな分子が引き起こす浸透圧のことです．血管内のアルブミンなどのタンパク質が水分を血管内に引き込む力として働き，体液バランスを維持します．血清アルブミン値が低下すると，膠質浸透圧が低下することで血液から血管外へ水分が漏れやすくなり，浮腫が生じやすくなります．

2. 利尿におけるアルブミン製剤の適応と投与方法

　前述の理由から，以下のような状況では，利尿薬との併用でアルブミン製剤の使用を考慮します[3]．

①利尿薬を増量しても効果に乏しい場合
②低アルブミン血症を合併している場合（例：血清アルブミン値＜2.5 g/dL）

　こういった患者では，アルブミン製剤の使用でループ利尿薬の効果を高める可能性や，血管内容量の上昇による尿量増加が期待できます．

表　日本血液製剤機構のアルブミン製剤の一例

商品名	基本製剤	薬価
献血アルブミン25％静注12.5 g/50 mL「ベネシス」	12.5 g/50 mL	4,436円/V
献血アルブミン20％静注10 g/50 mL「JB」	10 g/50 mL	4,585円/V
献血アルブミン5％静注12.5 g/250 mL「JB」	12.5 g/250 mL	4,362円/V

薬価情報（参考値）は2024年12月時点のもの.

　それぞれの研究でアルブミンの投与量は異なっていますが，成人ではおおむね1回25〜40 gが使用されています．アルブミン製剤は5％・20％・25％のものがあります（表）．利尿をかけたい状況では，輸液量を減らしたいので，20％や25％の製剤を用います．5％アルブミン製剤を利尿をかけたい状況で用いることはなく，敗血症や熱傷で循環血漿量が減少している際に，等張晶質液に引き続き使用することが考慮される程度にとどまり，強いエビデンスはありません．

> **●処方例**
> 　25％アルブミン製剤50 mL 2 Vを1時間で静注し，その直後にフロセミド20 mg静注．

3. 副作用，投与の際の注意点

1 特定生物由来製品として

　アルブミン製剤は特定生物由来製品です．特定生物由来製品とは，人やその他の生物（植物を除く）に由来するものを原材料として製造される医薬品・医療機器等で，理論上感染症の発生リスクがあります．そのため，保健衛生上特別の注意を要するものとして，厚生労働大臣により指定されています．使用にあたっては以下の3点が必要です．

①患者への適切な説明と同意
②使用記録の作成，保管
③感染症など情報の報告

2 副作用

①肺水腫，心不全の発生

　使用時に循環血漿量が増加するため，肺水腫や心不全の発生に注意が必要です．特に心機能低下例では慎重に投与を行い，投与速度の調整（毎分5〜8 mL以下）にも注意してください．

②感染症の発生

　ヒト由来の製剤の場合，感染因子の不活化処理などに限界があるため，感染症発生のリスクがあります．

3 薬価

　また，アルブミン製剤は高価です（表）．投与の際には目的を明確にし，効果を定期的に評価し，漫然と長期投与しないよう注意が必要です．

4. 類似治療と使い分け

1 代用血漿

代用血漿（ヒドロキシエチルデンプン）は理論上，膠質浸透圧を上昇させ循環血液量を増やすため，利尿薬を投与した際に尿量が増えると考えられます．しかしこの効果を検討した報告はなく，有用性は不明です．また，敗血症患者では，代用血漿の使用はリンゲル液や生理食塩水の投与と比較して腎代替療法や死亡に至るリスクが有意に高く[4]，使用は禁忌となっているため，ICUで使用することはありません．

2 新鮮凍結血漿

新鮮凍結血漿（fresh frozen plasma：FFP）とアルブミン製剤を比較した研究[5]によると，患者のCCr > 20 mL/分では尿量に差はなく，CCr ≦ 20 mL/分ではアルブミン製剤群で有意に尿量が増えました．この結果からはFFPもアルブミン製剤と同等の効果をもつことが示唆されますが，輸血製剤であることから，アルブミン製剤でなくFFPを用いる必要性は乏しい（必然性はない）と考えられます．

3 血液透析

そもそも急性腎傷害により高度に腎機能が低下している患者では，利尿薬にアルブミン製剤を併用しても尿量が得られません．特に急性腎傷害患者で体液過剰により酸素化不良をきたしている患者では，緊急血液透析の適応となります．尿量を増やすことに固執せず，利尿薬への反応性や急性血液浄化の絶対的適応評価などから，血液透析の導入判断をする必要があります．

おわりに

アルブミン製剤の使用は，重症患者管理において重要なオプションの1つです．しかし，その適応や投与方法については慎重な判断が求められます．エビデンスが限られているなかで，患者の病態を適切に評価し，個々の状況に応じた対応が必要です．また，アルブミン製剤の投与だけでなく，原疾患の治療や栄養管理など，総合的なアプローチを心がけることが大切です．今後の研究によって，アルブミン製剤のより適切な使用方法が明らかになることが期待されます．

引用文献

1) Lee TH, et al：Diuretic effect of co-administration of furosemide and albumin in comparison to furosemide therapy alone：An updated systematic review and meta-analysis. PLoS One, 16：e0260312, 2021（PMID：34851962）

2) Itagaki Y, et al：Efficacy of albumin with diuretics in mechanically ventilated patients with hypoalbuminemia：A systematic review and meta-analysis. Medicine（Baltimore）, 101：e30276, 2022（PMID：36123902）

3) Ostermann M, et al：Using diuretic therapy in the critically ill patient. Intensive Care Med, 50：1331-1334, 2024（PMID：38695931）

4) Zarychanski R, et al：Association of hydroxyethyl starch administration with mortality and acute kidney injury in critically ill patients requiring volume resuscitation：a systematic review and meta-analysis. JAMA, 309：678-688, 2013（PMID：23423413）

5) Hsu CW, et al：Comparison of the diuretic effect of furosemide mixed with human albumin or fresh frozen plasma for patients with hypoalbuminemia in the intensive care unit. J Nephrol, 19：621-627, 2006（PMID：17136691）

プロフィール

京　道人（Michihito Kyo）
広島大学原爆放射線医科学研究所 放射線災害医療開発研究分野
専門：救急医学，集中治療医学，トランスレーショナルリサーチ
昨今のテクノロジーの発展（大規模言語モデル，Artificial Intelligence，オミクスデータ解析）が
医学の進歩にどうつながるかに興味をもっています．

第2章 難治性心室細動

場面6：抜管へ
14. 電解質補正

三谷雄己

● Point ●

・電解質異常は時に重篤な症状と関連するため，具体的な補正方法をあらかじめ把握しておく！

・緊急補正が必要かどうかの判断と，原因となる上流の病態への介入が大切！

・補正のスピードや程度を経時的に評価し，補正に伴う合併症に注意する！

症例の経過

　利尿薬の効果もあり，患者の体液バランスは正のバランスから少しずつ改善傾向である．その一方で，今朝の採血結果ではさまざまな電解質異常を認めた．

研修医：わあ….採血結果が赤字や青字ばかりで目がチカチカするな….とりあえずNa は高値だからブドウ糖の点滴をして，Kは低値だからカリウム製剤をブドウ糖に混ぜて….

上級医：電解質補正は，単なる数字合わせだけではダメだよ？原因を考えて上流に介入しなければ，臭いものに蓋をしているに過ぎないからね．

研修医：いつも，とりあえずの対処療法ばかりしてしまっていました….

上級医：電解質異常は，緊急性の評価と原因検索，そして補正の順番で対応してみよう．

1. ICUで出合う電解質異常

1 よく出合う症候

　電解質異常の診療は非常に奥深く，その全貌を理解するには何冊もの医学書が必要なほど膨大なテーマです．本稿では，**ICUで頻繁に出合う電解質異常**に，**ICUのセッティングでどう診療を進めていくか**，にフォーカスして勉強しましょう．

　まずは，ICUでよく出合う電解質異常と，その異常に伴う症候を表1にまとめました．ICUの場合は採血結果で判明することが多いですが，それぞれの身体所見や自覚症状を想起できなければ，緊急性の認知の遅れや，不必要な検査オーダーにつながりかねません．なかでも，**それぞれの基準値と赤字で強調されている症状は，確実に覚えておきましょう**．

表1　電解質濃度の基準範囲と電解質異常に伴う症状

	ナトリウム (Na)	カリウム (K)	マグネシウム (Mg)	リン (P)
基準範囲	138～145 mEq/L	3.6～4.8 mEq/L	1.8～2.4 mg/dL	2.7～4.6 mg/dL
電解質異常に伴う症状	低ナトリウム血症 ・意識障害 ・痙攣 ・食欲不振	低カリウム血症 ・呼吸筋力低下 ・便秘 ・筋痛 ・四肢筋力低下 ・多尿 ・心電図変化 （T波の平坦化・陰転化，ST低下，U波，QT延長，心室頻拍，torsade de pointes）	低マグネシウム血症 ・意識障害 ・痙攣 ・食欲不振 ・テタニー ・腱反射亢進 ・心電図変化 （torsade de pointes）	低リン血症 ・意識障害 ・痙攣 ・呼吸筋力低下 ・心不全
	高ナトリウム血症 ・意識障害 ・痙攣 ・口渇	高カリウム血症 ・下痢 ・心電図変化 （T波の増高，PR延長，P波の消失，QRS延長，徐脈，心室細動）		

Na，K，Pの基準範囲は日本臨床検査標準協議会による共用基準範囲を，Mgの基準範囲は広島大学病院のものを記載．
文献1，2を参考に作成

② 電解質異常マネジメントの思考回路

次に，ICUで実践しやすい，電解質異常に対するマネジメントの思考回路をまとめました．以下の順番に評価と介入を進めるとスムーズです．

●ここがポイント：ICUでの電解質異常に対する思考回路[3〜5]

① 緊急性の評価
- ・数値は緊急性の参考になるが，大切なのは臨床所見の評価
- ・心電図や身体所見で緊急性が高いと判断したら，即座に治療介入を

② 原因検索・介入
- ・ICUで頻繁に遭遇する病態・原因から考える
- ・治療介入や臨床経過で説明がつかなければ，追加の検査を検討する

③ 補正
- ・緊急性に応じて，どの経路でどの薬剤を使うか具体的に把握する
- ・治療介入後の補正速度や臨床所見など，注意すべき所見を経時的に評価する

前提として，**電解質異常は検査値だけではなく，バイタルサインや身体所見による緊急性の把握が重要である**と心得ましょう．特にPやMgなどは血液検査値が体内の電解質貯蔵量を反映しないこともあり[3]，症状による評価が必要な場合もあります．

次に，原因検索と治療介入を進めます．電解質異常は，その誘引となる上流の原因を取り除かなければ，いくら補正しても改善しません．まずはICUでよく遭遇する病態や原因を想起しつつ介入を進め，それでも臨床経過で改善が乏しければより詳しい検査を追加しましょう．

そして，電解質を補正する際には，緊急性に応じた投与経路を選択します．治療介入後の補正

速度や症状改善の有無などを経時的に評価し，急速な補正に伴う合併症にも注意しましょう．

これらは実臨床における診療の流れとも一致した思考回路であり，ICUに限らずあらゆる電解質異常の診療に応用できます．本稿ではこの流れに沿って，それぞれの電解質異常について学んでいきましょう．

●ここがピットフォール：それって本当に異常値？

電解質異常のマネジメントを勇み足ではじめるその前に，その検査結果が本当に正しい数値かどうかを検討することは重要です．例えば，脂質異常症や高タンパク血症の場合，希釈法による検査結果では見かけ上の血清Na濃度が低く表示されることがあります[4]．この場合，血液ガス分析装置での測定値がより正確です．また，採血時に陰圧をかけすぎることによる溶血や血小板増多などにより，見かけ上血清K濃度が高値となります．経時的なトレンドと照らし合わせて，あまりに乖離した数値であれば，偽性の電解質異常ではないかと疑うマインドは大切です．

2. ナトリウム（Na）の異常

1 緊急性の評価

急性発症（48時間以内）の血清Na濃度の異常は，重度の場合**意識障害や痙攣**をきたします．**低ナトリウム血症により重篤な症状をきたしている場合には，3％高張食塩液の投与による補正を急ぎましょう．**

2 原因検索

Naは細胞外液の主要な陽イオンで，細胞外液の張度を形成する役割を果たしています．"Naの異常は水の異常"といわれるほど，Naと体内水分は密接に関係しています．**血清Na濃度の異常について解釈する場合は，体液量の評価が必須**です．

1）低ナトリウム血症（図1）

原因検索には，体液量の評価に加えて，**尿中Na値や尿浸透圧**の測定が必要です．ICUでは，低張輸液（自由水に近い5％ブドウ糖液や3号液，1号液）の投与や，身体侵襲や感染に伴うSIADH（syndrome of inappropriate secretion of antidiuretic hormone：抗利尿ホルモン不適合分泌症候群），心不全や腎不全に伴う希釈性，副腎ホルモン関連などが鑑別として考えられます[5]．診断の過程でSIADHが鑑別としてあがる症例は多く，ある研究ではICUの低ナトリウム血症のうち36.25％がSIADHの診断基準を満たしていたと報告されています[6]．治療方針の個別性も高いため，念頭においておきましょう．

2）高ナトリウム血症（図2）

体液量評価に加えて，**尿浸透圧**が原因検索に役立ちます．ICUでは，主に利尿や高張液投与，発熱，不感蒸泄などに伴う自由水の欠乏がしばしば原因の候補となります[5]．原因薬剤として，トルバプタン（サムスカ®内服，サムタス®静注）や脳浮腫治療のためのマンニトールやグリセリンなどの浸透圧利尿薬が代表的です．また，Naを多く含む抗菌薬や輸液製剤などによるNa負荷が一因となることもあります[7]．

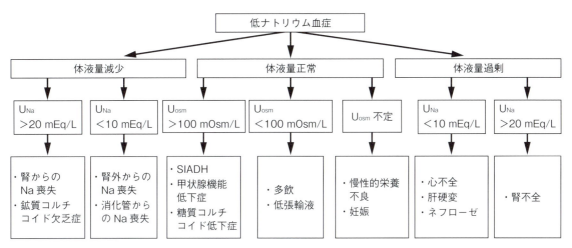

図1　低ナトリウム血症の鑑別
文献4より引用.

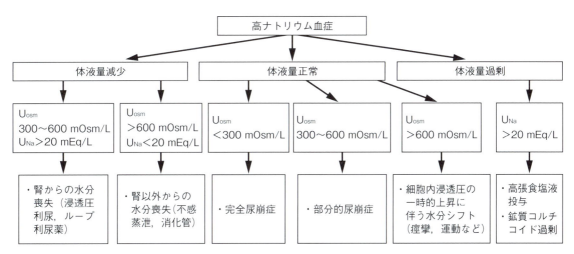

図2　高ナトリウム血症の鑑別
文献4より引用.

3 補正

1）低ナトリウム血症

意識障害や痙攣など，緊急性が高いと判断した場合は，3％高張食塩液の投与による補正を開始します．

> ●投与方法（一例）[3]
> ① 3％高張食塩液150 mLを20分かけて点滴静注し，直後にNa濃度を確認
> ② 5 mEq/LのNa濃度上昇が得られるまで①を反復
> ③ 補正開始1時間で5 mEq/LのNa濃度上昇が得られても症状が改善しない場合は，1時間あたり1 mEq/Lの上昇を目標に3％高張食塩液の投与を継続

●3％高張食塩液の作成方法
① 生理食塩液 500 mL のバッグから 100 mL を抜きとり，400 mL とする
② 10％塩化ナトリウム注射液 120 mL（20 mL のアンプルを6本）を混注

最初の24時間では補正幅を8 mEq/L 以内，48時間では18 mEq/L 以内に留めます[3,5]．急激なNa濃度の変化は脳細胞の浸透圧バランスを崩し，細胞内外の水分移動によって脳細胞の脱髄と不可逆的な神経損傷（浸透圧性脱髄症候群）をもたらす可能性があるためです．補正をはじめたら，密なモニタリングを行い微調整しましょう．

緊急補正を要さない場合は，上流の原因に対する治療や体液量調整をベースとしつつ，病勢が落ち着くまでは適宜点滴製剤や内服製剤でNaを補正し対応します．個別の対応を考慮する病態として，SIADH に対しては水制限，CSWS（cerebral salt wasting syndrome：中枢性塩類喪失症候群）に対しては鉱質コルチコイドによる治療も選択肢となります．

・SIADH に対する水制限の目標は1日水分摂取量 800 mL 以下が目安[8]
・CSWS に対する鉱質コルチコイド（フルドロコルチゾン）の投与量は1日あたり約 200 〜 300 μg が一般的に使用される（脳動脈瘤性くも膜下出血の場合）[9]

2）高ナトリウム血症

上流の原因に対する治療や体液量調整をベースとしつつ，自由水を補正します．また，輸液に起因する高Naの場合は，持続点滴の製剤や，抗菌薬の希釈溶媒の変更（例：生理食塩液から5％ブドウ糖液へ）も考慮しましょう．自由水の補充には，経静脈的な5％ブドウ糖液が用いられますが，投与に伴う血糖値上昇に対してインスリンが用いられ，結果として低カリウム血症（後述）をきたすという電解質異常の連鎖が頻発する印象があります．そのため，経腸投与が可能な場合は，白湯による補充がおすすめです．また，尿崩症に伴う高ナトリウム血症の場合，原因となる病態が改善するまで抗利尿ホルモンを適宜使用します．

●投与方法（尿崩症に伴う高ナトリウム血症の場合）
　デスモプレシン　経鼻製剤では 2.5 μg/回，口腔内崩壊錠では 60 μg/回を，それぞれ1日1回から投与
　その後は血清Na濃度や体重を指標として水バランスに留意し，必要に応じてデスモプレシンの投与量を調整[10]

3. カリウム（K）の異常

１ 緊急性の評価

血清K濃度の異常は致死性の不整脈を引き起こします．そのため，心電図に異常がみられた場合は血清K濃度を測定し，逆に血清K濃度に異常がみられた場合は心電図検査を行う必要があるのです．心電図の異常を認めれば（表1参照），即時治療介入します．

２ 原因検索

Kは細胞内の主要な陽イオンであり，その約98％が細胞内に存在します．これは，Na⁺-K⁺

表2 血清K値異常の原因

低カリウム血症の原因		
細胞外→細胞内へのKの移動	K排泄量の増加	K摂取量の減少
インスリン，β刺激薬，甲状腺機能亢進症，低体温，アルカローシス	嘔吐，下痢，利尿薬，シスプラチン，アムホテリシンB，尿細管性アシドーシス，漢方（甘草を含むもの）	長期飢餓，refeeding症候群

高カリウム血症の原因		
細胞内→細胞外へのKの移動	K排泄量の減少	K摂取量の増加
アシドーシス，β遮断薬，ジゴキシン，インスリン不足，熱傷，腫瘍崩壊症候群，横紋筋融解症	腎不全，スピロノラクトン，シクロスポリン，NSAIDs，ACE阻害薬，ARB阻害薬	カリウム製剤，赤血球輸血，高カロリー輸液，ベンジルペニシリン

文献3, 4, 11, 12を参考に作成
特に赤字の原因は覚えておこう．

ATPaseポンプによって，NaイオンとKイオンによる細胞内外での大きな濃度勾配が形成されているため，この機構が細胞の電気的活動の基盤となっています．そのため，**血清K濃度の異常は，Kの摂取量や排泄量に加えて，細胞間のK移動も考慮**しなければなりません．ICUにおいては，血清K値異常の原因は複合的である場合も多く，致死的になりうるので即座に介入できる原因検索と治療を同時並行で進めるスピード感が求められます．表2を参考に，介入できる原因検索と，原因への介入を進めましょう．血清K値の異常は，それぞれ逆の機序で起こるため，機序から原因を推察するようにすると覚えやすくおすすめです．

●ここがポイント：血清K値の異常をきたす機序

① Kの細胞間移動
② K排泄量の変化
③ K摂取量の変化

1）低カリウム血症

ICUで頻度の高い原因として，利尿薬や下痢，胃管排液過多や嘔吐による体外排出，インスリン使用や低体温による細胞内シフトを考慮し，それぞれ対応します[5, 13]．長期飢餓など摂取不足の場合，refeeding症候群などに関連したK低下のリスクが高いため，エネルギー投与に配慮しましょう．原因が判然としない場合は，尿中Kや尿中Cl，そして血液ガス分析によるアルカローシスの有無によって鑑別を進めますが，本稿では割愛します．

2）高カリウム血症

まず偽性高カリウム血症の可能性を排除し（前述の「ここがピットフォール」参照），次に高カリウム血症をきたしうる薬剤がないかを確認し，可能であれば中止します．腎機能も評価し，乏尿によるK排泄の低下が腎不全によるものであれば改善を試みます．それでも原因が特定できない場合は，RAA（レニン・アンジオテンシン・アルドステロン）系などの評価に移りますが，本稿では詳細は割愛します．

3 補正

1）低カリウム血症

緊急補正が必要な場合は，経静脈的に即座に治療を開始しましょう．投与中は必ず心電図モニタリングを行い，過剰補正による高カリウム血症に伴う心電図変化に注意します．静脈内投与時

の投与速度は 20 mEq/時以下としましょう.

●投与方法（一例）[3]

① 静脈内投与（末梢静脈ルートの場合）
・輸液中のK濃度は 40 mEq/L以下
・K40 mEq/L溶液の調製例:
　塩化カリウム（KCL）注 20 mL（20 mEq）＋生理食塩液 500 mL
　KCL 注 10 mL（10 mEq）＋ブドウ糖・電解質液（ソルデム®3 A）500 mL など
② 静脈内投与（中心静脈ルートの場合）
・KCL 注 20 mL（20 mEq）＋生理食塩液 20 mL 1～2時間かけて点滴静注

　なお, 中心静脈ルートからの投与はあくまで一例であり, 必ず所属施設の規定を確認してください. そして, **最低でも投与4時間ごとに血清K値は再評価しましょう.**

　また, 内服補正には主に以下の2種類の製剤が用いられます. 当科では塩化カリウム徐放錠は経管投与が不可であるため, 生体内利用率も高いL-アスパラギン酸カリウムを主に用いています. ちなみに, L-アスパラギン酸カリウム 300 mg中にKは 1.8 mEq, 塩化カリウム 600 mg中にKは 8 mEq含まれます.

●投与方法（一例）[3]

・L-アスパラギン酸カリウム 1回300～900 mg 1日3回内服（1回3,000 mgまで増量可）
　※経管投与の場合, 散剤ではなく錠剤を選択（前者は詰まりやすいため）.
・塩化カリウム徐放錠 1回1,200 mg 1日2回内服

---

2) 高カリウム血症

　高カリウム血症に伴う心電図異常をみたら, まずはグルコン酸カルシウムを投与します. 膜電位を安定化させ, 致死的な不整脈を予防するため使用しますが, 体外へのK排出効果はありません. そのため, Kを細胞内へシフトするグルコース・インスリン（GI）療法や,（高度な腎不全がなければ）尿中へのK排出を期待しフロセミド投与を考慮します. また, 排泄を促す治療として陽イオン交換化合物も選択肢となりますが, 効果発現まで最短でも1時間程度はかかるため[14], 緊急治療が必要な場合は血液透析を考慮します.

●投与方法（一例）[3]

① グルコン酸カルシウム 1 A（10 mL）3分以上かけてゆっくり静注
　・効果なければ5分おきに2～3回くり返し投与可
② グルコース・インスリン（GI）療法
　・ボーラス投与:50％ブドウ糖注射液2 A（1 A:20 mL）＋インスリン ヒト（ヒューマリン®R）4単位 静注
　・持続投与（末梢静脈ルート）:10％ブドウ糖注射液 500 mL＋ヒューマリン®R 10単位 50～100 mL/時で点滴静注
　・持続投与（中心静脈ルート）:50％ブドウ糖注射液 100 mL＋ヒューマリン®R 10単位 25～50 mL/時で点滴静注

③ フロセミド（20 mg/2 mL）
- ・1～2 A（20～40 mg）静脈投与　投与後1～2時間で反応が不十分な場合は2倍量程度を追加

④ 陽イオン交換化合物の内服
- ・ジルコニウムシクロケイ酸ナトリウム（ロケルマ®）懸濁用散分包
  1回10 g 1日3回内服 最長3日間（以降は1回5 g 1日1回）

症例のつづき

研修医：低カリウム血症の原因に下痢が関連していたようです．補正に加えて，そちらについても介入したいと思います．

上級医：いいね．こまめにモニタリングしていこう．

研修医：あと，一般病棟ではあまり経験することの少ない，MgやPの電解質異常について学びたいです．

上級医：そうだね．どちらも低値となることが多いため，それらをメインに勉強しよう．

4. 低マグネシウム（Mg）血症

1 緊急性の評価

意識障害やテタニー，不整脈や痙攣などの重篤な症状がある場合は，即座の介入が必要です．

また，低カリウム血症や低カルシウム血症の原因にもなるため，積極的な治療が求められます．これは，Mgが腎臓でのK再吸収や細胞内のK保持，ビタミンDの活性化，さらには副甲状腺ホルモン（parathyroid hormone：PTH）の分泌および活性化に重要な役割を果たしているためです．ICUでは20～60％の患者が低マグネシウム血症を合併しているとされており[15]，想像以上に一般的な電解質異常であると認識しましょう．

2 原因検索

●ここがポイント：ICUでの低マグネシウム血症の原因検索[4, 11]

① 腸管からの吸収低下：アルコール依存症，短腸症候群，下痢
② 腎臓からの排泄増加：利尿薬
③ 細胞内シフト：インスリン，β刺激薬，低体温など

低マグネシウム血症をきたす上記の3つの機序から原因を推察しましょう．ICUでは，アルコール依存症や短腸症候群による腸管からの吸収低下，利尿薬による腎排泄増加，低カリウム血症と同様の細胞内シフトが典型的な原因です[4, 5, 15]．また，下痢などでの消化液の喪失により，Mgも体外に排泄されます．

3 補正

1のような症状がみられる場合は緊急補正を，無症候性の場合は時間をかけて緩徐に補正を行います．

> ●投与方法（一例）
> ① 緊急補正
>   ・硫酸Mg補正液 20 mL（20 mEq）5～10分間かけて静注
> ② 無症候性の場合
>   ・硫酸Mg補正液 20 mL（20 mEq）＋生理食塩液 50 mL 1時間かけて点滴静注

5. 低リン（P）血症

1 緊急性の評価

意識障害や痙攣などの重篤な症状がある場合は，即座に介入します．特に血清P濃度が1.0 mg/dL以下の場合に症状が出現することが多いです[16]．低リン血症は呼吸筋や心筋の収縮力低下と関連しており[16]，人工呼吸器離脱失敗との関連も示唆されているため[17]，これらの問題点を抱えた症例についても早期介入が必要です．

2 原因検索

低リン血症の原因には，腸管からの吸収低下（アルコール依存症，慢性下痢，refeeding症候群），細胞内への取り込み（refeeding症候群，呼吸性アルカローシス），および腎臓からの排泄増加（副甲状腺機能亢進，腎移植後）などがあります．ICUでは特にrefeeding症候群で顕在化する場合が多く，緩徐な栄養増量と密なモニタリングが重要です[18]．

3 補正

経静脈的なPの投与は，重度の場合（血清P濃度1.0 mg/dL未満），または症候がある場合に推奨されます[4]．その他，内服や栄養剤による補正も可能です．

> ●投与方法（一例）[3]
> ① 静脈内投与
>   ・リン酸Na補正液 20 mL（10 mmol＝310 mg）＋生理食塩液 50 mL
>   1～3時間かけて点滴静注（投与速度はPとして20 mmol/時以下）
> ② 内服投与
>   ・ホスリボン®配合顆粒（Pとして100 mg/包）
>   Pとして1回20～30 mg/kg 1日2～3回（投与量はPとして3,000 mg/日以下とする）
> ③ 経腸栄養剤
>   ・アルジネード® 125 mL 1日1回（125 mLあたりP 630 mgを含有）

おわりに

電解質補正は症例ごとの個別性も高く，教科書的な計算通りにはいかないこともしばしば経験します．また，薬剤的な補正以外にも，栄養補助食品などの栄養療法が功を奏すこともあります．ぜひ積極的に治療にかかわって，臨床感覚を身に着けていきましょう．

引用文献

1) Diercks DB, et al：Electrocardiographic manifestations：electrolyte abnormalities. J Emerg Med, 27：153-160, 2004（PMID：15261358）

2) Gaasbeek A & Meinders AE：Hypophosphatemia：an update on its etiology and treatment. Am J Med, 118：1094-1101, 2005（PMID：16194637）

3) 「病棟・ICU・ERで使えるクリティカルケア薬 Essence & Practice」（安宅一晃，牧野 淳/監，今井 徹，前田幹広/編），じほう，2021

4) 「あなたも名医！救急外来での検査値の読み方　ルーチンを超えろ！」（薬師寺泰匡/著），日本医事新報社，2022

5) 「ICU医の素　By system×重症患者管理レシピ」（太田啓介/著），金芳堂，2024

6) Padhi R, et al：Hyponatremia in critically ill patients. Indian J Crit Care Med, 18：83-87, 2014（PMID：24678150）

7) Lindner G & Funk GC：Hypernatremia in critically ill patients. J Crit Care, 28：216.e11-216.e20, 2013（PMID：22762930）

8) Sterns RH：Treatment of hyponatremia：Syndrome of inappropriate antidiuretic hormone secretion（SIADH）and reset osmostat. UpToDate, 2024

9) Elledge SR, et al：Fludrocortisone evaluation in aneurysmal subarachnoid hemorrhage patients with cerebral salt wasting（Flush Salt）． Clin Neurol Neurosurg, 225：107568, 2023（PMID：36608470）

10) 厚生労働科学研究費補助金難治性疾患等政策研究事業「間脳下垂体機能障害に関する調査研究」班：間脳下垂体機能障害の診断と治療の手引き（平成30年度改訂）バソプレシン分泌低下症（中枢性尿崩症）の診断と治療の手引き．日本内分泌学会雑誌，95：15-17，2019

11) 「レジデントのためのこれだけ輸液」（佐藤弘明/著），日本医事新報社，2020

12) Acker CG, et al：Hyperkalemia in hospitalized patients：causes, adequacy of treatment, and results of an attempt to improve physician compliance with published therapy guidelines. Arch Intern Med, 158：917-924, 1998（PMID：9570179）

13) Palmer BF：A physiologic-based approach to the evaluation of a patient with hypokalemia. Am J Kidney Dis, 56：1184-1190, 2010（PMID：20828906）

14) Hollander-Rodriguez JC & Calvert JF Jr：Hyperkalemia. Am Fam Physician, 73：283-290, 2006（PMID：16445274）

15) Noronha JL & Matuschak GM：Magnesium in critical illness：metabolism, assessment, and treatment. Intensive Care Med, 28：667-679, 2002（PMID：12107669）

16) Gaasbeek A & Meinders AE：Hypophosphatemia：an update on its etiology and treatment. Am J Med, 118：1094-1101, 2005（PMID：16194637）

17) Alsumrain MH, et al：Association of hypophosphatemia with failure-to-wean from mechanical ventilation. Ann Clin Lab Sci, 40：144-148, 2010（PMID：20421625）

18) National Collaborating Centre for Acute Care：Nutrition Support for Adults：Oral Nutrition Support, Enteral Tube Feeding and Parenteral Nutrition． NICE Clinical Guidelines, 32, 2006
https://www.nice.org.uk/guidance/cg32

参考文献・もっと学びたい人のために

1) 「ER・ICU 300のくすり」（志馬伸朗/編），中外医学社，2023
↑今回紹介しきれなかった薬剤調整や配合変化の注意点など，実臨床に即した情報が盛りだくさんです．

2) 「治療効果を高めよう！集中治療における管理栄養士（栄養）×薬剤師（薬剤）のコラボ40症例」（三好博実/監，長尾晶子，吉川 博/編著），三輪書店，2024
↑電解質補正は薬剤療法だけじゃない！まさに『医食同源』を症例に沿って学べます．栄養療法に対する概念に革命が起こること間違いなしです．

プロフィール

三谷雄己（Yuki Mitani）
広島大学救急集中治療医学所属 県立広島病院 整形外科
救急・集中治療・外傷整形外科の3刀流をめざして研鑽中です．広島大学にはこれら3つをバランスよく学べる環境が備わっています．救急科と整形外科のどちらを専攻しよう…？と迷っているそこのあなた！どちらも諦めない道もありますよ．ぜひ一度見学にお越しください．

| 第2章 | 難治性心室細動 |

場面7：ICU退室へ

15. ICU後ケア移行を見据えた薬剤管理

檜山洋子

● Point ●

・ICUで開始した薬剤は漫然と継続しない

・ICU入室前との変化を確認してからもともとの内服の再開を行う

・ICU退室後のフォローアップも重要

はじめに

　患者が一般病棟へ移る際の薬剤管理を解説します．ICUで開始された薬剤の継続が本当に必要か，もともと服用していた内服薬をいつ再開するか，などが介入のポイントです（図）．

症例の経過

　難治性心室細動に対しECPR後にICUへ入室した．さまざまなイベントを乗り越え状態は安定し，一般病棟への移行が予定されている．

　研修医：だいぶ状態が改善してきたので，そろそろICUを退室できそうですね．
　上級医：そうだね．退室の前にICUで開始した薬の再評価をしてね．それからもともと内服していた薬の再開タイミングも考えよう．
　研修医：ICUではいろいろあったので内服薬が増えています．入院前は高血圧症に対する内服がありましたね．何をやめて何を続けるかしっかり考えないと…．

1. ICUで開始された薬剤の再評価

1 睡眠薬やせん妄治療薬の再評価

　ICU滞在中，睡眠障害やせん妄に対して，睡眠薬や抗精神病薬が使用されることがありますが，これらの薬剤の不適切な継続は避けます[1]．ICU退室後，せん妄が改善しているにもかかわらず多くの抗精神病薬や睡眠薬が漫然と投与され続けているとする報告もあります[2]．長期使用は依存や転倒のリスクを高めるため[3]，これらの薬剤の適応は定期的に再評価し，患者の症状や状態に応じて，非薬物療法も含め包括的にアプローチします．

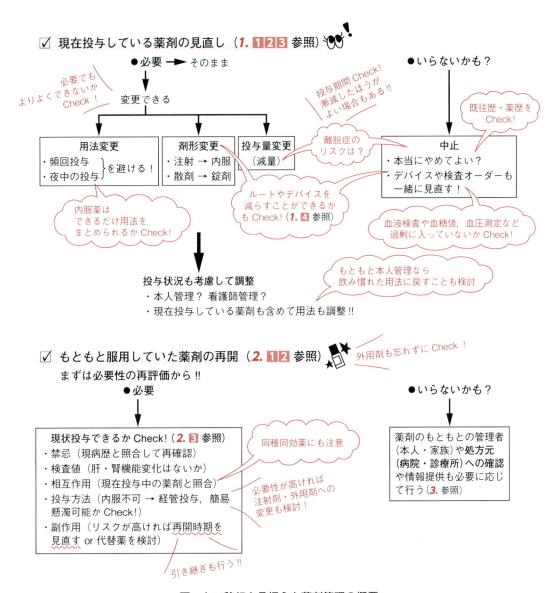

図 ケア移行を見据えた薬剤管理の概要

2 プロトンポンプ阻害薬（PPI）の継続の是非

　ICUの長期入室や人工呼吸管理，急性腎傷害などが消化性潰瘍リスクとされ，プロトンポンプ阻害薬（PPI）はその予防のために頻用されます（**第2章-10参照**）．一方でPPIは肝障害や血液障害，せん妄，偽膜性腸炎のリスク因子です[4]．消化性潰瘍リスクが解消された際は必要性の再評価のもと中止します．一方，既往に消化性潰瘍があり，もともと服用されている場合は中止すべきでないこともあり，既往歴の再確認を行います（**第2章-10も参照ください**）．

表1　耐性菌と菌交代症

耐性菌例	耐性獲得の原因となりうる抗菌薬	治療薬			
グラム陽性球菌		セフェム系	カルバペネム系	キノロン系	バンコマイシン
・メチシリン耐性黄色ブドウ球菌（MRSA）	βラクタム系抗菌薬等	×	×	×	○
・バンコマイシン耐性腸球菌（VRE）	バンコマイシン等	×	×	×	×
グラム陰性桿菌		セフェム系	カルバペネム系	キノロン系	アミノグリコシド系
・基質特異性拡張型βラクタマーゼ（ESBL）産生菌	第3世代セファロスポリン系等	×（一部○）	○	△	○
・AmpC型β-ラクタマーゼ（AmpC）産生菌	第3世代セファロスポリン系等	×（一部○）	○	△	○
・多剤耐性緑膿菌（MDRP）	カルバペネム系，フルオロキノロン系，アミノグリコシド系等	×	×	×	×
・多剤耐性アシネトバクター（MDRA）	カルバペネム系，フルオロキノロン系，アミノグリコシド系等	×	×	×	×
菌交代症（原因：広域スペクトラム抗菌薬）					
Clostridioides difficile（CD）腸炎，真菌感染症（*Candida* spp. 等），上記耐性菌感染症					

3 抗菌薬の再評価

　広域抗菌薬使用は耐性菌出現につながり[5]，耐性菌出現は死亡の増加と関連します[6]（**表1**）．

　必要のない広域抗菌薬の使用は避け（**第1章-5参照**），検査結果や臨床症状に応じて標的治療に移行します（**第1章-6参照**）．同定した感染巣ごとに適切な治療期間を設定し，抗菌薬の使用をいつ中止するかを明示し，転棟時に申し送りを行います．そのためには，固定期間の治療計画の採用，血清プロカルシトニン（PCT）値を指標としたガイダンスを用いる，あらかじめ中止の基準を指示しておく，等が有用です．

　敗血症や呼吸器感染症を対象とした場合，血清PCT値が一定以下になった段階で抗菌薬を中止する戦略は，通常治療と比較して患者転帰を変えずに抗菌薬治療期間を短縮させることが可能です[7~9]．

4 投与ルートの整理

　ICUでは複数の薬剤が同時に投与されるため，中心静脈カテーテル（CVC）や末梢挿入型中心静脈カテーテル（PICC）が投与経路として頻用されます．また，薬剤によっては投与経路に注意する必要もあります（**表2**）．複数ルートの長期留置は，カテーテル関連血流感染症（CRBSI）のリスクとなる[10]ため，カテーテルを早期抜去するとともに，輸液や投与薬剤のすみやかな減量を行います．

表2　投与経路に注意（中心静脈ルートからの投与を考慮）すべき薬剤例

注意点	薬剤例
血管収縮性	カテコラミン類（特に高濃度・高流量）
高浸透圧性	高カロリー輸液（TPN），高濃度ブドウ糖（＞10％）・塩化ナトリウム（＞2％）・塩化カリウム（＞40 mEq/L※）液等
pHが偏っている	強アルカリ性（チアミラール，フェニトイン），強酸性（アシクロビル，アミオダロン）
細胞障害性	ガベキサート，抗がん剤

※高濃度での使用は適応外．各施設で使用法を決め説明と同意を得て使用．

表3　退室に向けて再開を検討すべき薬剤

長期使用が推奨される薬剤	免疫抑制薬 抗血栓薬（抗血小板薬・抗凝固薬） β遮断薬（心不全・不整脈治療） HMG-CoA還元酵素阻害薬（スタチン） 甲状腺治療薬（レボチロキシンなど） 消化性潰瘍治療薬（高リスク・既往歴ある場合） 喘息・肺気腫治療薬（吸入薬含む） 点眼薬（緑内障治療薬など）
検査値を確認して再開	糖尿病薬（メトホルミンなど） 降圧薬（Ca拮抗薬，アンジオテンシン受容体阻害薬など） 高尿酸血症治療薬（フェブキソスタットなど）

2. もともとの内服薬の再開タイミング

1 慢性疾患治療薬の再導入

　ICUに入室した患者は，慢性疾患（例：高血圧，糖尿病，心疾患など）に対する内服薬を中断されることがあります（表3）．特に，ステロイドや免疫抑制薬の急な中止は副腎不全や拒絶反応などの急性増悪のリスクとなり，慢性心不全に対するβ遮断薬の中止は死亡率の上昇につながるといわれています[11]．その他の薬剤についても，患者の全身状態が安定し，退室に近づいた段階で，これらの再導入を検討します．再開に際しては，過去の処方歴や患者の新たな病態，循環器や腎機能の回復状況，もともとの治療計画を評価します．

2 抗凝固療法の再開

　ICU入室中に抗凝固療法を中止した患者では，出血リスクと血栓形成リスク（**第2章-11**参照）を考慮しながら，再導入のタイミングを見極めます．長期臥床患者などに対し，VTE予防として新規使用されたヘパリン等は離床状況に応じて中止タイミングを考慮します．基礎疾患の治療目的で導入されていたワルファリン，DOAC（直接経口抗凝固薬），抗血小板薬などは早期に再開を考慮するなど，使用目的に応じ重みづけをします．

　例えば，周術期においてDOACは，出血リスクが低い場合は術後6～8時間，術後出血が問題となる場合は術後48～72時間以降での再開が推奨されています[12, 13]．一方，大出血といわれる消化管出血や脳出血においての抗血栓薬の再開時期には明確な基準はない場合も多く[14]，再出血リスクや出血量，バイタルサインおよび服薬アドヒアランスを基に症例ごとに考える必要があります．

表4　粉砕・簡易懸濁に注意が必要な薬剤

分類		例	粉砕	簡易懸濁	注意点
錠剤・カプセル	徐放性製剤	テオドール®錠，デパケン®R錠，ニフェジピンCR錠，プラザキサ®カプセル	×	×	急激な血中濃度上昇による副作用発現
		アンブロキソール徐放OD錠，グラセプター®カプセル	×	早めに投与	脱カプセル・懸濁後早めに投与（完全に溶解しない）
	腸溶性製剤	カルナクリン®錠，ラベプラゾール®錠，リパクレオン®カプセル	×	×	薬効低下
		エソメプラゾールカプセル，ランソプラゾールOD錠	×	早めに投与	脱カプセル・懸濁後早めに投与（完全に溶解しない）
	難溶性	ワソラン®錠	○	△	粉砕しても閉塞のリスク
	細胞障害性催奇形性	オルミエント®錠，抗がん剤，セルセプト®カプセル，ラゲブリオ®カプセル	注	注	曝露対策必要
細粒・顆粒	徐放性製剤	セレニカ®R顆粒	×	×	急激な血中濃度上昇による副作用発現
		セパミット®-R細粒	×	早めに投与	懸濁後早めに投与（完全に溶解しない）
	腸溶性製剤	アデホス®コーワ顆粒	×	×	薬効低下
	難溶性	アスパラカリウム散，酸化マグネシウム原末，デパケン®細粒，リーバクト®顆粒	―	△	閉塞しやすい
		タンニン酸アルブミン，ネキシウム®懸濁用顆粒	―	水で溶解	熱湯で溶解すると閉塞しやすい
液剤	難溶性	アルロイド®G内用液※，カリメート®経口液	―	希釈	粘張性高く閉塞しやすい

※8Frより細い胃管では注意
先発/後発品や，製薬メーカーによって異なる場合もあるため，各施設で再確認推奨.

3 薬剤の再開時に気をつけること

　既往や現病歴を踏まえ，そもそも今後も必要かどうか再確認します．ICU入室前後の状況変化（肝，腎機能障害や心機能の低下）が生じた場合，用法用量調整や禁忌に該当しないか確認します．錠剤やカプセルが内服できない場合は散剤への変更が必要です．経管投与では簡易懸濁や粉砕をする必要がありますが，薬剤によっては不可能な場合もあります（表4）．

●ここがポイント

・内服薬の再開タイミングを見逃さず，慢性疾患管理を再導入する
・ICU入室前との検査値の変化や現病歴，投与状況を再確認して再開する

3. ICU退室後のフォローアップと継続管理

2020年度に退院時薬剤情報連携加算が開始され，薬剤師がサマリーを用いて施設間連携を図るケースが増えています．ICU退室から退院後の薬剤使用を適切にモニタリング・フォローアップするためには多職種での連携が不可欠です．ICU退室時には，ICU薬剤師から一般病棟薬剤師へ情報共有します．転院や退院後のケア移行では，お薬手帳やサマリーを通じて薬剤の目的，副作用および服用方法を，患者や家族，関係医療機関の医療従事者と共有することで，治療の継続性が向上します．関係する医療従事者が，治療方針や薬剤情報を具体的に把握することで，的確な支援が可能となり，患者中心の医療が実現します．

●ここがポイント
・退院時に薬剤に関する情報をしっかり伝えることで，患者の理解を深める
・フォローアップの体制を整え，必要なサポートを提供する

症例のつづき

研修医：ICU入室前はカルシウム拮抗薬の処方がありましたが，今は血圧は高くなく，再開は不要だと思います．せん妄もありましたが環境整備で改善し，抗精神病薬はこの数日使用がありません．リハビリも順調に進んでいてVTE予防は中止します．胃潰瘍があったのでPPIを導入していますが，中止やフォローアップに関して消化器内科と相談します．

上級医：よいね．もともとの内服薬は退院時まで必要性を適時評価しよう．もし直接退院するなら，かかりつけ医に診療情報提供が必要だね．

おわりに

ICU退室前後の薬剤管理について，再評価や再導入，不要薬の中止，フォローアップの重要性を強調しました．合併症の予防や回復の促進のため，多職種の連携を深め，漫然とした"do処方"を避けたケアを提供しましょう．

引用文献

1) Flurie RW, et al：Hospital delirium treatment：Continuation of antipsychotic therapy from the intensive care unit to discharge. Am J Health Syst Pharm, 72：S133–S139, 2015（PMID：26582298）

2) Lambert J, et al：Discharge from hospital with newly administered antipsychotics after intensive care unit delirium – Incidence and contributing factors. J Crit Care, 61：162–167, 2021（PMID：33171333）

3) Seppala LJ, et al：Fall-Risk-Increasing Drugs：A Systematic Review and Meta-Analysis：II. Psychotropics. J Am Med Dir Assoc, 19：371.e11–371.e17, 2018（PMID：29402652）

4) Fossmark R, et al：Adverse Effects of Proton Pump Inhibitors-Evidence and Plausibility. Int J Mol Sci, 20, 2019（PMID：31640115）

5) Ishii J, et al：No improvement in mortality among critically ill patients with carbapenems as initial empirical therapy and more detection of multi-drug resistant pathogens associated with longer use：a post hoc analysis of a prospective cohort study. Microbiol Spectr, 12：e0034224, 2024（PMID：38864641）

6) Cosgrove SE：The relationship between antimicrobial resistance and patient outcomes：mortality, length of hospital stay, and health care costs. Clin Infect Dis, 42 Suppl 2：S82–S89, 2006（PMID：16355321）

7）Schuetz P, et al：Procalcitonin（PCT）-guided antibiotic stewardship：an international experts consensus on op-timized clinical use. Clin Chem Lab Med, 57：1308-1318, 2019（PMID：30721141）

8）Ito A, et al：An algorithm for PCT-guided antimicrobial therapy：a consensus statement by Japanese experts. Clin Chem Lab Med, 61：407-411, 2023（PMID：36453810）

9）Dark P, et al：Biomarker-Guided Antibiotic Duration for Hospitalized Patients With Suspected Sepsis: The ADAPT-Sepsis Randomized Clinical Trial. JAMA：, 2024（PMID：39652885）

10）Centers for Disease Control and Prevention. Bloodstream Infection Event（Central Line-Associated Bloodstream Infection and Non-central Line Associated Bloodstream Infection）. 2024
https://www.cdc.gov/nhsn/pdfs/pscmanual/4psc_clabscurrent.pdf

11）Fonarow GC, et al：Influence of beta-blocker continuation or withdrawal on outcomes in patients hospitalized with heart failure: findings from the OPTIMIZE-HF program. J Am Coll Cardiol, 52：190-199, 2008（PMID：18617067）

12）日本ペインクリニック学会・日本麻酔科学会・日本区域麻酔学会合同 抗血栓療法中の区域麻酔・神経ブロックガイドライン作成ワーキンググループ：抗血栓療法中の区域麻酔・神経ブロックガイドライン．2016
https://anesth.or.jp/files/pdf/guideline_kouketsusen.pdf

13）日本循環器学会．2022年改訂版 非心臓手術における合併心疾患の評価と管理に関するガイドライン．
https://www.j-circ.or.jp/cms/wp-content/uploads/2022/03/JCS2022_hiraoka.pdf

14）「脳卒中治療ガイドライン2021〔改訂2023〕」（日本脳卒中学会 脳卒中ガイドライン委員会/編），協和企画，2023

プロフィール

檜山洋子（Yoko Hiyama)
広島大学病院 薬剤部
薬剤師のなかには発言が控えめな方もいます．しかし，薬剤選択，投与量設計，副作用，服薬支援など，多岐にわたる知識や思いを備えています．ぜひ薬剤師へ，気軽に声をかけていただき，連携を深め，よりよい医療を提供できればと思います．

索引 Index

数字・記号

3-3-2 rule ·································· 66
3 day rule ································ 132
β遮断薬 ···································· 31
βラクタム系抗菌薬 ······················· 41

欧 文

A〜G

Ach ······································ 62
ACLS ···································· 77
ACT ····································· 84
APTT ···································· 84
AT ······································· 83
bacterial translocation ·················· 119
BPS（behavior pain scale）·············· 97
CAM-ICU ······················· 71, 104
CIGIB ··································· 141
Clostridioides difficile 感染症（CDI）
································· 46, 132, 142
CLSI（Clinical and Laboratory Standards Institute）·················· 45
COX ···································· 111
CPOT（critical care pain observation tool）·································· 98
CRP ····································· 46
CVC ···································· 182
CVCI ···································· 55
DAM（difficult airway management）
··· 65
de-escalation ··························· 44
DIC ····································· 82
DOAC ·································· 156
DSI ································· 49, 56
DSM-5-TR ····························· 70

DVT ···································· 149
ECMO ·································· 82
ESBL産生菌 ····························· 43
Escherichia coli ························· 43
FFP ································ 89, 168
Geneva Risc Score ····················· 150
GIB ····································· 141
GLIM基準 ······························· 117

H〜P

H$^+$，K$^+$-ATPase ···················· 144
H$_2$受容体拮抗薬（H$_2$RA）············· 144
HIT ····································· 83
ICDSC ··································· 71
ICU-AW ································· 136
ICU-VTE Score ························· 150
Impella$^®$ ······························· 86
J-SSCG 2024 ····················· 13, 19
K ······································· 174
LEMON ································· 65
LMWH ·································· 152
Mallampatis score ······················ 67
MARTA ································· 73
Mg ····································· 177
MIC ································ 41, 45
MOANS ································· 65
MTP ···································· 90
Na ····································· 172
NSAIDs ································· 111
over feeding ···························· 121
P ······································· 178
PADIS ·································· 104
PADISガイドライン ····················· 74
Padua Prediction Score ················· 150
PC ······································ 90
PEA ···································· 77
PG ····································· 111
PGE$_2$ ·································· 111
Phase II ブロック ······················· 68
PICC ··································· 182
PICS ··································· 136
PPI ······························ 144, 181
PRIS（propofol infusion syndrome）
·· 106

PTE ···································· 149

Q〜V

QT延長 ·································· 73
quick SOFA ······························ 18
RASS（Richmond Agitation-Sedation Scale）······························· 102
RBC ···································· 88
RSI ································· 48, 55
SDA ···································· 74
SIADH ·································· 172
SOFA score ······························ 18
SSCG 2021 ························· 13, 19
stress ulcer ····························· 141
SUP ···································· 141
trophic feeding ························· 121
UFH ···································· 152
VA-ECMO ······························· 83
VF ······································ 77
Virchowの3徴 ·························· 149
VTE ···································· 149

和 文

あ行

アシデミア ······························· 80
アスピリン喘息 ·························· 111
アセチルコリン ·························· 62
アセトアミノフェン ····················· 111
アドレナリン ························ 26, 77
アピキサバン ···························· 156
アミオダロン ···························· 79
アミノ酸 ································ 121
アラキドン酸カスケード ················ 111
アルガトロバン ·························· 83
アルブミン製剤 ····················· 14, 165
アンジオテンシンII ······················ 19
アンチトロンビン ······················· 83
アンチバイオグラム ······················ 36
一次止血 ································· 90
インスリン製剤 ·························· 135
インスリン皮下注射 ···················· 137
栄養管理 ································ 139
栄養評価 ································ 117

エソメプラゾール ……… 146
エドキサバン ……… 157
エノキサパリン ……… 153
エリスロマイシン ……… 127
エロビキシバット ……… 130
オピオイド ……… 49, 96
オピオイド鎮痛薬の副作用 ……… 99
オメプラゾール ……… 146
オランザピン ……… 74
オレキシン受容体拮抗薬 ……… 105

か行

外因性エネルギー ……… 121
潰瘍予防 ……… 141
解離性麻酔薬 ……… 59
過活動型せん妄 ……… 70
過剰輸液 ……… 16
活性化凝固時間 ……… 84
活性化部分トロンボプラスチン時間
……… 84
カテコラミン ……… 119
カリウム ……… 174
カルバペネム系薬剤 ……… 38
簡易懸濁 ……… 184
間欠的空気圧迫法 ……… 152
患者背景 ……… 46
感染巣 ……… 35
感染臓器 ……… 46
浣腸 ……… 132
寒冷反応 ……… 108
機械的血栓予防 ……… 151
希釈性凝固障害 ……… 92
機能性便秘症 ……… 125
強化インスリン療法 ……… 136
経静脈栄養 ……… 123
経静脈栄養剤 ……… 122
菌交代症 ……… 182
筋弛緩薬 ……… 62
菌種同定 ……… 44
クエチアピン ……… 73
グラム染色 ……… 44
クリオプレシピテート ……… 93
グリセリン浣腸 ……… 132
ケア移行 ……… 180

経管投与 ……… 184
経験的治療 ……… 33
経口血糖降下薬 ……… 137
経腸栄養 ……… 116
経腸栄養剤 ……… 121
経腸栄養の禁忌項目 ……… 118
ケタミン ……… 59, 103
血液透析 ……… 168
血管収縮薬 ……… 17
血漿糖濃度 ……… 138
血小板輸血 ……… 90
血清アルブミン値 ……… 165
血栓 ……… 85
血糖管理 ……… 135
血糖管理プロトコル ……… 137
血糖測定 ……… 138
解熱鎮痛薬 ……… 108
解熱療法 ……… 110
下痢 ……… 132
原因微生物 ……… 46
献血アルブミン ……… 167
抗MRSA薬 ……… 39
広域抗菌薬 ……… 34, 182
抗潰瘍薬 ……… 142
高カリウム血症 ……… 175
抗凝固療法 ……… 82, 183
抗菌薬 ……… 33, 43, 182
高血糖 ……… 135
膠質液 ……… 11
膠質浸透圧 ……… 14
合成Xa因子阻害薬 ……… 155
抗精神病薬 ……… 72, 180
高体温 ……… 109
高ナトリウム血症 ……… 172
後負荷 ……… 14
抗不整脈薬 ……… 79
高プロラクチン血症 ……… 74
抗利尿ホルモン不適合分泌症候群
……… 172
抗緑膿菌薬 ……… 38
呼吸性アシドーシス ……… 52
呼吸抑制 ……… 52
混合型せん妄 ……… 70
コンパートメント ……… 10

さ行

最小発育阻止濃度 ……… 41, 45
細胞外液補充液 ……… 11
坐剤 ……… 132
酸化マグネシウム ……… 129
酸素供給量 ……… 14
シクロオキシゲナーゼ ……… 111
刺激性下剤 ……… 131
持続インスリン注射 ……… 137
持続鎮静 ……… 101
修正NUTRICスコア ……… 118
集中治療後症候群 ……… 136
昇圧薬 ……… 17
消化態栄養剤 ……… 121
晶質液 ……… 11
上皮機能変容薬 ……… 129
上部消化管出血 ……… 142
静脈血栓塞栓症 ……… 149
初期蘇生 ……… 14
初期輸液 ……… 17
除細動 ……… 77
ショック ……… 14
暑熱反応 ……… 108
心室細動 ……… 77
心収縮 ……… 14
心静止 ……… 77
新鮮凍結血漿 ……… 89, 168
迅速導入気管挿管 ……… 48, 55
浸透圧下剤 ……… 129
心拍出量 ……… 14
深部静脈血栓症 ……… 149
睡眠薬 ……… 180
睡眠を妨げる因子 ……… 105
スガマデクス ……… 67
スキサメトニウム ……… 62
ステロイド ……… 80
ストレス潰瘍 ……… 141
ストレス関連粘膜障害 ……… 141
生体反応 ……… 108
成分栄養剤 ……… 121
生理食塩液 ……… 12
赤血球輸血 ……… 88
セットポイント ……… 108

セレコキシブ	112	
セレプレシン	19	
セロトニン・ドパミン拮抗薬	74	
前酸素化	56	
センノシド	131	
前負荷	14	
せん妄	70, 104	
挿管および換気困難	55	
挿管困難	65	
臓器灌流圧	14	
蘇生輸液	17, 24	

た行

退院時薬剤情報連携加算	185
体液管理	165
体温管理療法	96
体温調節機構	108
体血管抵抗	14
大建中湯	131
耐性菌	182
耐性菌リスク	36
大腸菌	43
代用血漿	168
大量輸血の副作用	92
大量輸血プロトコル	90
多元受容体作用抗精神病薬	73
脱感作性ブロック	68
脱分極性筋弛緩薬	62
ダビガトラン	156
炭酸水素ナトリウム	80
炭酸水素ナトリウム・無水リン酸二水素ナトリウム	132
胆汁酸トランスポーター阻害薬	130
弾性ストッキング	152
タンパク質	121
チアプリド	72
遅延導入気管挿管	49, 56
中心静脈カテーテル	182
腸管蠕動促進薬	127
腸管不耐性	120
張度	11
直接経口抗凝固薬	156
直接トロンビン阻害薬	156
鎮静プロトコル	103

鎮静薬	54, 103
低アルブミン血症	165
低栄養	117
低活動型せん妄	70
低カリウム血症	175
定型抗精神病薬	72
低血糖	135
低体温	92
低ナトリウム血症	172
低分子ヘパリン	153
低マグネシウム血症	177
低リン血症	178
デクスメデトミジン	74, 103
デバイスの計画外抜去	96
電解質異常	92, 170
電解質補正	170
電気ショック	77
等張晶質液	11
動脈血酸素含有量	14
投与ルート	182
特定生物由来製品	167
ドパミン	20
ドパミン過剰状態	72
ドブタミン	30
トルバプタン	162
トロンボキサン A_2	111

な行

内因性エネルギー	121
ナトリウム	172
ナルデメジン	131
ナロキソン	52, 127
難治性下痢	120
ニフェカラント	79
濃厚血小板	90
ノルアドレナリン	19, 24

は行

敗血症	10, 18
敗血症性ショック	18, 24
敗血症性心筋障害	29
肺血栓塞栓症	149
排便異常	125
排便回数減少型	125

排便管理	125
排便困難型	125
播種性血管内凝固症候群	82
バソプレシン	24
発熱	109
ハロペリドール	73, 104
半消化態栄養剤	121
ピコスルファート	131
ビサコジル	132
非刺激性下剤	129
非ステロイド性抗炎症薬	111
微生物検査	44
非脱分極性筋弛緩拮抗薬	67
非脱分極性筋弛緩薬	64
ビタミンK拮抗薬	156
非定型抗精神病薬	72
ヒドロキシエチルデンプン	168
ヒドロコルチゾン	27
標的治療	33, 44
ファモチジン	146
フィブリノゲン	89
フィブリノゲン濃縮製剤	93
フェンタニル	49, 96
フォローアップ	185
フォンダパリヌクス	155
ブドウ糖液	12
ブプレノルフィン	51
フルマゼニル	58
フルルビプロフェン アキセチル	113
プロスタグランジン	111
プロスタグランジン E_2	111
プロスタサイクリン	111
フロセミド	160, 165
プロタミン	84
プロタミンショック	85
プロトンポンプ	144
プロトンポンプ阻害薬	144, 181
プロバイオティクス	133
プロポフォール	58, 103, 106
プロポフォール注入症候群	106
粉砕	184
平均血圧	14, 18
ヘパリン	83
ヘパリンカルシウム	153

ヘパリン起因性血小板減少症
·········· 83, 152
ヘパリンナトリウム ············· 153
ペプチド ····························· 121
ペロスピロン ························ 74
便秘 ···································· 125
便秘薬 ································· 127
補助循環用ポンプカテーテル ······· 86
ボノプラザン ······················ 146
ポリエチレングリコール製剤 ········ 129

ま行

マグネシウム ······················ 177
麻酔の三要素 ························ 48
末梢性筋弛緩薬 ······················ 62
末梢挿入型中心静脈カテーテル ····· 182
麻薬拮抗性鎮痛薬 ··················· 49
麻薬性鎮痛薬 ························ 49
慢性疾患治療薬 ···················· 183
慢性便秘症 ·························· 125

ミダゾラム ····················· 57, 103
未分画ヘパリン ··············· 83, 153
ミルリノン ··························· 31
無脈性VT ···························· 77
メトクロプラミド ················· 127
目標血糖値 ························· 136
モルヒネ ···························· 96

や行

薬剤感受性 ····················· 33, 44
薬剤管理 ···························· 180
薬剤拮抗型下剤 ···················· 131
薬理学的血栓予防 ················· 152
有効浸透圧 ··························· 11
輸液製剤 ····························· 10
輸血製剤 ····························· 88

ら・わ行

ラクツロース ······················ 129
ラベプラゾール ···················· 146

ランジオロール ······················ 31
ランソプラゾール ················· 146
リスペリドン ······················· 74
六君子湯 ···························· 131
リドカイン ··························· 79
リナクロチド ······················ 130
利尿薬 ·························· 159, 165
リバーロキサバン ················· 156
硫酸マグネシウム ··················· 79
リン ································· 178
リンゲル液 ··························· 12
臨床的に重要な上部消化管出血 ······ 141
ルビプロストン ···················· 129
レミフェンタニル ·············· 51, 96
レミマゾラム ······················· 60
レンボレキサント ················· 105
ロキソプロフェン ················· 112
ロクロニウム ······················· 64
ワルファリン ······················ 156

■ 編者プロフィール

■ 志馬伸朗（Nobuaki Shime）

広島大学大学院 医系科学研究科 救急集中治療医学

1988年徳島大学医学部卒業．京都府立医科大学，NHO京都医療センターなどを経て2015年より現職．
もはや私自身は勉強の山も，ほんものの山も登れなくなりましたが，後進達が"峠の向こう"を見てくれ
るのを頼もしく，楽しみにしています．

■ 石井潤貴（Junki Ishii）

広島大学大学院 医系科学研究科 救急集中治療医学

2014年広島大学卒業．2016年（株）麻生 飯塚病院で初期研修修了．2017年同院総合診療科後期研修
修了後，広島大学病院 救急集中治療科 医科診療医を経て現職．
執筆を通しての出会いと学びがなければ，今の風景は見えていなかったと思います．
"峠の向こう"を一緒に見に行く仲間になりませんか．

■ 松本丈雄（Takeo Matsumoto）

安芸太田病院 救急部

2016年広島大学医学部卒業．JA広島総合病院，広島大学病院，福井県立病院で救急集中治療の研修後，
僻地勤務の義務を消化するため市立三次中央病院や現職の安芸太田病院で勤務．
場所にかかわらず，新しいことに挑戦し続ける気持ちを忘れず日々過ごしていきたいです．臨床の傍ら集
中治療学会U35プロジェクトにかかわっています．集中治療に興味がある方はぜひ一度検索を．

レジデントノート　Vol.26　No.17（増刊）

救急・ICU 頻用薬　いつ、何を、どう使う？
診療の流れに沿って身につける、的確な薬剤選択・調整・投与方法

編集／志馬伸朗, 石井潤貴, 松本丈雄

レジデントノート増刊

Vol. 26　No. 17　2025〔通巻381号〕
2025年2月10日発行　第26巻　第17号
ISBN978-4-7581-2729-5
定価5,170円（本体4,700円＋税10％）［送料実費別途］

年間購読料
　定価30,360円（本体27,600円＋税10％）
　　［通常号12冊，送料弊社負担］
　定価61,380円（本体55,800円＋税10％）
　　［通常号12冊，増刊6冊，送料弊社負担］
　※海外からのご購読は送料実費となります
　※価格は改定される場合があります

© YODOSHA　CO., LTD. 2025
　Printed in Japan

発行人	一戸裕子
発行所	株式会社　羊　土　社 〒101-0052 東京都千代田区神田小川町2-5-1 TEL　　03（5282）1211 FAX　　03（5282）1212 E-mail　eigyo@yodosha.co.jp URL　　www.yodosha.co.jp/
装幀	野崎一人
印刷所	広研印刷株式会社
広告申込	羊土社営業部までお問い合わせ下さい．

本誌に掲載する著作物の複製権・上映権・譲渡権・公衆送信権（送信可能化権を含む）は（株）羊土社が保有します．
本誌を無断で複製する行為（コピー，スキャン，デジタルデータ化など）は，著作権法上での限られた例外（「私的使用のための複製」など）を除き
禁じられています．研究活動，診療を含み業務上使用する目的で上記の行為を行うことは大学，病院，企業などにおける内部的な利用であっても，
私的使用には該当せず，違法です．また私的使用のためであっても，代行業者等の第三者に依頼して上記の行為を行うことは違法となります．

JCOPY ＜（社）出版者著作権管理機構　委託出版物＞
本誌の無断複写は著作権法上での例外を除き禁じられています．複写される場合は，そのつど事前に，（社）出版者著作権管理機構（TEL 03-5244-
5088, FAX 03-5244-5089, e-mail：info@jcopy.or.jp）の許諾を得てください．

乱丁，落丁，印刷の不具合はお取り替えいたします．小社までご連絡ください．